日本リウマチ学会

シェーグレン症候群
診療ガイドライン 2025年版

- ● 編　集
  一般社団法人 日本リウマチ学会

  一般社団法人
  日本リウマチ学会

- ● 編集協力
  厚生労働科学研究費補助金難治性疾患等政策研究事業
  自己免疫疾患に関する調査研究班

  日本シェーグレン症候群学会

  日本口腔科学会

  日本眼科学会

  日本小児リウマチ学会

  日本耳鼻咽喉科頭頸部外科学会

  日本口腔外科学会

- ● 日本リウマチ学会 アドホック委員会
  シェーグレン症候群診療ガイドライン委員会

  委員長　川上　純

診断と治療社

2025 年版の序

　この度，『シェーグレン症候群ガイドライン 2017 年版』を『2025 年版』として，改訂いたします．この 2025 年版は，編集日本リウマチ学会，編集協力厚生労働科学研究費補助金難治性疾患政策研究事業「自己免疫疾患に関する調査研究」班，承認学会日本シェーグレン症候群学会，日本口腔科学会，日本眼科学会，日本小児リウマチ学会，日本耳鼻咽喉科頭頸部外科学会，日本口腔外科学会の協働で編纂されたもので，執筆，監修，評価などにご参画していただいた，すべての皆様に深謝申し上げます．

　2025 年版の 38 項目の CQ は 2017 年版と同様ですが，2017 年版の 2000 年から 2015 年までの systematic literature review（SLR）に，それ以降の 2015 年から 2022 年までの SLR を新たに追加しました．それらを包括し，各 CQ に対して推奨提示（推奨文，推奨の強さ，エビデンスの強さ，費用対効果の観点からの留意事項）と説明文（推奨作成の過程，SR レポートのまとめ）が記載されています．

　今回の改訂に当たり，2017 年版にはなかった 2 点を付け加えました．1 点目は実地臨床において有用ではあるが，SLR に基づく説明文には反映されない内容を 9 つのコラムとしてまとめました．診療の一助になれば幸いです．2 点目は Patient and Public Involvement（PPI）の一環として，『シェーグレン白書 2020』による患者さんの実態と声の項を加えました．『シェーグレン白書 2020』は，日本シェーグレン症候群患者の会が編集し NPO 法人シェーグレンの会が発行した調査報告書です．2019 年 11 月に日本シェーグレン症候群患者の会の会員に対して 510 部のアンケート送付を行い，276 部（54%）の回収を得たアンケート結果をまとめたもので，日本のシェーグレン症候群患者さんの実態がきわめて詳細に述べられています．この項ではそれを 7 つに分けて，その内容を取り上げました．これも実地臨床において，患者さんとの距離を縮める一助になれば幸いです．

　"Sjögren's Syndrome"（シェーグレン症候群）は "Sjögren's Disease"（シェーグレン病）への病名変更のプロセスにあり，また，日本でも様々な生物学的製剤の臨床試験が実施されています．この 2025 年版が，疾患の理解，診療の実践に広く役立ち，多くの患者さんの ADL（activities of daily living）と QOL（quality of life）の向上に益することを祈念しております．

2025 年 3 月吉日
日本リウマチ学会アドホック委員会
シェーグレン症候群診療ガイドライン委員会
委員長　**川上　純**

2025 年版の発刊にあたり

膠原病に属する疾患は，どの疾患も患者数は人口の 0.1% 未満であり，比較的稀な疾患ですが，働き盛りの女性に比較的多い病気でもあります．原因は不詳，治癒を目指す治療法は未確立で，長期療養を要することから，多くは難病医療法に基づいて難病と指定され，申請して認められれば，中～重症患者には国と都道府県が医療費を助成する制度が適用されます．日本リウマチ学会では，「厚生労働省難治性疾患政策研究事業」の各調査研究班と協力して，診断基準，重症度分類，診療ガイドラインの整備を進めています．シェーグレン症候群も上記の基準を満たす難病と指定され（認定番号 53），令和 4 年度の特定医療費受給者証保持者数は 19,290 人です．

シェーグレン症候群は，乾燥性角結膜炎，慢性唾液腺炎を主徴とする原因不明の自己免疫疾患で，発症好発年齢は 30 ～ 60 歳代，発症率は女性が男性の 10 倍以上です．欧米では，シェーグレン病と呼びます．眼・口腔の乾燥症状に加えて，他の粘膜表面の乾燥や疲労，関節痛を含む全身症状も一般的です．本疾患の 70% は炎症性関節炎，皮膚病変，血液学的異常，神経障害，間質性肺疾患，腎障害，B 細胞リンパ腫などの腺外病変を伴い，生活の質に大きな影響を及ぼします．しかし，一部の対症療法を除けば，治療法が確立されておらず，患者の継続的な不満・不安が大きな疾患です．

だからこそ，個別化された管理やケアが必要であり，そのための診療ガイドラインの整備が待望されていました．2017 年に「自己免疫疾患に関する調査研究班」（住田孝之班長）を中心に，「シェーグレン症候群診療ガイドライン 2017 年版」が発表されましたが，今回，日本リウマチ学会ではシェーグレン症候群診療ガイドライン小委員会（川上純委員長）を中心に，「日本リウマチ学会　シェーグレン症候群診療ガイドライン 2025 年版」を作成し，パブリックコメントを経て理事会で承認しました．38 のクリニカルクエスチョンに対し，GRADE 法に準じて，2017 年版に加えて 2015 年から 2022 年までの systematic literature review が行われ，それぞれに推奨文，説明文，エビデンスレベルが記載されています．また，解説を補完するコラムを 9 項目作成し，さらに，「シェーグレン白書 2020」による患者の実態と声の項を新たに作成しました．

作成にあたっては，「厚生労働科学研究費補助金自己免疫疾患に関する調査研究班」（渥美達也班長），「日本シェーグレン症候群学会」（中村英樹理事長）ほか，「日本口腔科学会」「日本眼科学会」「日本小児リウマチ学会」「日本耳鼻咽喉科頭頸部外科学会」「日本口腔外科学会」のご協力も得ました．ご尽力いただいた関係の皆様には心から厚く御礼申し上げます．

シェーグレン症候群診療の実践に広く役立てて，疾患を正しく理解し，様々な問題点に的確に対処することを目指していただければと期待致します．それによって，多くの患者の皆様の心の支えにつながればと心から祈念申し上げます．

2025 年 4 月吉日

一般社団法人日本リウマチ学会

理事長　**田中良哉**

2017 年版の発刊にあたり

「症例数が少なく，原因不明で，治療方法が確立しておらず，生活面への長期にわたる支障がある疾患」というくくりで，2015 年 1 月 1 日より「難病の患者に対する医療等に関する法律」が施行され，医療費助成が開始されています．

わが国は古く 1972 年より「難病対策要綱」を基準に，原因の究明や治療法の確立などを目指し，研究班を設置し，臨床調査研究分野，横断的研究分野，重点研究分野，指定研究分野を設け，研究事業を実施してきた．さらに平成 21 年度より，これまで十分に研究が行われていない難治性疾患克服研究事業対象疾患以外の疾患についても，研究奨励分野を設け，診断法の確立や実態把握のため，調査・研究を行ってきた．同様でこの大きな流れにより，難病に対する診療体制が整い，難病指定医が指定され，効果的な原因解明そしてそれに対する治療方法の開発促進が図られることとなった．

指定難病は，2015 年 7 月 1 日から，従来の 56 疾患から 306 疾患にまで大幅に拡大され，同時に，診断基準による認定と重症度分類による重症度が医療費補助の必須条件となった．シェーグレン症候群（SS）は，新たに指定難病に認定された．重症度分類として，ESSDAI が適応され，12 領域のグレードにより点数化された．ESSDAI の合計が 5 点以上であれば重症と認定された．現在，SS のドライアイやドライマウスに対する治療薬は，人工涙液やムスカリン作動性アセチルコリン受容体のアゴニストが対症療法として使われている．一方，生命予後を左右する臓器病変に対しては，ステロイドや免疫抑制薬が中心である．しかし，その使い方は，専門医であっても個人差があり標準化されておらず，現実問題として，患者の生命予後を改善するために，スタンダード医療の制定が必要であった．厚生労働省の本班 SS 分科会を中心とした診療ガイドライン作成委員により「診療ガイドライン」が新たに作成されるに至った．

Minds 2014 年に準じて，38 個のクリニカルクエスチョン（CQ）を選定し，キーワードをもとに世界中の論文を検索し，エビデンスレベルの分類，推奨グレードを決定するという作業が粛々と進められた．作成されたガイドライン案は，HP 上でパブリックコメントを求め，最終版は，日本リウマチ学会，日本シェーグレン症候群学会の承認を得て，極めて公共性の高いメッセージとなった．

本ガイドラインは，3 年間におよぶ委員の研究成果の結集であり，今後，世界の SS 診療を標準化していくうえでも，必携の診断・治療指針となろう．

2017 年 4 月吉日
厚生労働科学研究費補助金難治性疾患等政策研究事業
自己免疫疾患に関する調査研究班

研究代表者　**住田孝之**

2025年版の執筆者一覧

編　集　一般社団法人日本リウマチ学会
編集協力　厚生労働科学研究費補助金難治性疾患政策研究事業「自己免疫疾患に関する調査研究」班

診療ガイドライン作成委員会

●委員長

川上　　純　　長崎大学大学院医歯薬学総合研究科先進予防医学共同専攻リウマチ・膠原病内科学

●委　員（五十音順）

秋月　修治　　京都大学医学部附属病院免疫・膠原病内科
東　　直人　　兵庫医科大学医学部糖尿病内分泌・免疫内科
渥美　達也　　北海道大学大学院医学研究院免疫・代謝内科学教室（第二内科）
石丸　直澄　　東京科学大学大学院医歯学総合研究科口腔病理学分野
内野　裕一　　慶應義塾大学医学部眼科学教室
太田　晶子　　埼玉医科大学医学部社会医学
小川　法良　　浜松医科大学医学部附属病院免疫・リウマチ内科
川野　充弘　　金沢医科大学医学部血液免疫内科学
古賀　智裕　　長崎大学病院リウマチ・膠原病内科
篠崎　和美　　東京女子医科大学眼科・東京女子医科大学八千代医療センター
清水　俊匡　　長崎大学病院臨床研究センター
清水　真弓　　九州大学病院口腔画像診断科
高木　幸則　　長崎大学大学院医歯薬学総合研究科口腔診断・情報科学分野
竹治　明梨　　金沢医科大学医学部血液免疫内科学
田中　良哉　　産業医科大学医学部第1内科学講座
坪井　洋人　　筑波大学医学医療系膠原病リウマチアレルギー内科学
冨板美奈子　　千葉県こども病院アレルギー・膠原病科
中村　誠司　　長崎国際大学薬学部薬学科/九州大学
中村　英樹　　日本大学医学部内科学系血液膠原病内科学分野
西山　　進　　倉敷成人病センター診療部リウマチ科
花岡　洋成　　埼玉医科大学総合医療センターリウマチ・膠原病内科
正木　康史　　金沢医科大学医学部血液免疫内科学
松井　　聖　　兵庫医科大学医学部糖尿病内分泌・免疫内科
森　　雅亮　　東京科学大学新産業創成研究院生涯免疫医療実装講座
森山　雅文　　九州大学大学院歯学研究院口腔顎顔面病態学講座口腔顎顔面外科学分野

承認学会

日本シェーグレン症候群学会
日本口腔科学会
日本眼科学会
日本小児リウマチ学会
日本耳鼻咽喉科頭頸部外科学会
日本口腔外科学会

協力者

吉野　　歩　　長崎大学大学院医歯薬学総合研究科先進予防医学共同専攻リウマチ・膠原病内科学

2017年版の執筆者一覧

診療ガイドライン作成委員会

●委員長

住田　孝之　　筑波大学医学医療系内科

●委　員（五十音順）

浅島　弘充　　筑波大学医学医療系内科
東　　直人　　兵庫医科大学内科学講座リウマチ・膠原病科
太田　晶子　　埼玉医科大学医学部社会医学
小川　葉子　　慶應義塾大学医学部眼科学教室
川上　純　　　長崎大学病院第一内科
川野　充弘　　金沢大学附属病院リウマチ・膠原病内科
斎藤　一郎　　鶴見大学歯学部病理学講座
佐野　統　　　兵庫医科大学内科学講座リウマチ・膠原病科
清水　俊匡　　長崎大学病院第一内科
鈴木　勝也　　慶應義塾大学医学部内科学
鈴木　康倫　　金沢大学附属病院リウマチ・膠原病内科
住田　孝之　　筑波大学医学医療系内科
高橋　広行　　筑波大学医学医療系内科
高村　悦子　　東京女子医科大学眼科学教室
竹内　勤　　　慶應義塾大学医学部リウマチ内科
田中　昭彦　　九州大学大学院歯学研究院口腔顎顔面病態学講座顎顔面腫瘍制御学分野
田中　真生　　京都大学医学部附属病院リウマチセンター
田中　良哉　　産業医科大学医学部第一内科学講座
坪井　洋人　　筑波大学医学医療系内科
坪田　一男　　慶應義塾大学医学部眼科学教室
冨板　美奈子　千葉県こども病院アレルギー・膠原病科
中村　誠司　　九州大学大学院歯学研究院口腔顎顔面病態学講座顎顔面腫瘍制御学分野
中村　英樹　　長崎大学病院第一内科
西山　進　　　倉敷成人病センターリウマチ膠原病センター
平田　信太郎　広島大学病院リウマチ・膠原病科
廣田　智哉　　筑波大学医学医療系内科
三森　経世　　京都大学大学院医学研究科内科学講座臨床免疫学
森山　雅文　　九州大学大学院歯学研究院口腔顎顔面病態学講座顎顔面腫瘍制御学分野
山川　範之　　京都桂病院膠原病・リウマチ科
吉原　俊雄　　東都文京病院耳鼻咽喉科
梁　　洪淵　　鶴見大学歯学部病理学講座

承認学会

日本リウマチ学会
日本シェーグレン症候群学会

協力者（五十音順）

飯田　美智子　筑波大学医学医療系内科
堀川　真紀　　筑波大学医学医療系内科

推奨と解説の読み方

本書は「Minds 診療ガイドライン作成マニュアル 2020 (ver. 3.0)」に準じて作成しています．下記枠内に，【Minds】がある箇所は，マニュアルの「テンプレート」に準拠した項目としています．【Minds】に続く番号は，テンプレートの番号を示しています．

クリニカルクエスチョンの番号
3 つの重要臨床課題（臨床症状，治療法，妊娠出産管理）に関して，合計 38 個の CQ を設定しました．

【Minds】RC-4 推奨提示
各 CQ に対する答えとしての推奨文を記載しています．

【Minds】RC-5 推奨作成の経過
推奨決定に採用した各研究の強みと限界，システマティックレビュー（SR）の結果，保険診療での扱い，最終的に推奨が決定するまでの過程を記載しています．

＊推奨作成の基本方針については，「第2章スコープ」の「4 推奨作成から最終化，公開までに関する事項」を参照してください．

【Minds】SR-11 SR レポートのまとめ
定性的 SR，定量的 SR（メタアナリシス）の結果をまとめて記載しています．アウトカムごとに抽出された複数の文献をまとめて，エビデンス総体を評価しています．

エビデンス総体のエビデンスの強さ
A（強）：効果の推定値に強く確信がある
B（中）：効果の推定値に中等度の確信がある
C（弱）：効果の推定値に対する確信は限定的である
D（非常に弱い）：効果の推定値がほとんど確信できない

＊エビデンスの検索，エビデンスの評価と統合の方法については，「第2章スコープ」の「3 システマティックレビューに関する事項」を参照してください．

CQ 2　診断，治療方針の決定に有用な眼科検査は何か

推奨提示

推奨文
①SS の診断，治療方針の決定に有用な検査としては，シルマーテスト，BUT，フルオレセイン染色を推奨する．
②SS の診断，治療方針の決定に有用な検査としては，ローズベンガル染色，リサミングリーン染色も提案する．

推奨の強さ
①強い：「実施する」ことを推奨する
②弱い：「実施する」ことを提案する

エビデンスの強さ
①D（非常に弱い）
②D（非常に弱い）

費用対効果の観点からの留意事項　評価未実施

推奨作成の経過

本 CQ のアウトカムとして，シェーグレン症候群（Sjögren's syndrome：SS）の診断率の向上，治療方針の決定，治療の早期開始，病態の把握，有害事象が挙げられていたが，本推奨では眼科医にコンセンサスが得られている日常臨床で汎用されているドライアイの検査方法に重点をおき，有用性を検討した．

シルマーテスト（Shirmer test）と涙腺層破壊時間（BUT）は4本，ローズベンガル染色とフルオレセイン染色は2本，リサミングリーン染色については1本の観察研究が抽出された．非 SS に比べ，SS で所見が有意に増悪することが示されていたが，観察研究のみで，エビデンスの総括はエビデンスの強さ D（非常に弱い）であり，明確なエビデンスは存在しなかった．ストリップメニスコメトリー（strip meniscometry），実用視力検査，涙腺生検に関して，システマティックレビュー（SR）の対象となる論文はなかった．

現在わが国では，リサミングリーンの入手が困難であり，ローズベンガル染色も自家調剤の必要性や細胞毒性の問題がある．以上より，SS の診断率の向上，病態の把握に有用な検査としてはシルマーテスト，BUT，フルオレセイン染色（イエローフィルター併用）を推奨する，ローズベンガル染色，リサミングリーン染色を提案することと判断した．

また，シルマーテストの侵襲性や刺激感等の日常診療で遭遇する有害事象については，今回の検討では報告が得られず不明である．眼科検査が治療方針の決定，治療の早期開始に資するか，あるいは眼科検査の有害事象に関してはエビデンスに乏しく，本推奨における今後の課題である．

SR レポートのまとめ

SS の眼科検査では，シルマーテスト，BUT は4つの観察研究[1,3,5,6]，ローズベンガル染色[2,4]，フルオレセイン染色[1,3]は2つの観察研究，リサミングリーン染色は1つの観察研究[5]において，非 SS に比べ，SS で所見が有意に増悪することを示した報告を認めた．これらの検査が SS における診断率の向上，病態の把握に有用である可能性が示唆された（**D**）．

一方，6つの観察研究いずれにおいても，治療方針の決定，治療の早期開始，有害事象は未検討だった[1〜6]．また，ストリップメニスコメトリー，実用視力検査，涙腺生検に関して，SR の対象となる論文はなかった．

以上の結果から，エビデンスは弱いが，シルマーテスト，BUT，ローズベンガル染色，リサミングリーン染色，フルオレセイン染色は SS における診断率の向上，病態の把握に有用である可能性が示唆された．眼科検査が治療方針の決定，治療の早期開始に資するか，あるいは眼科検査の有害事象に関してはエビデンスに乏しく，今後の検討が必要である．

引用文献リスト

採用論文
1) Garcia DM, Reis de Oliveira F, Módulo CM, et al.：Is Sjögren's syndrome dry eye similar to dry eye caused by other etiologies? Discriminating different diseases by dry eye tests. PLoS One 2018：13：e0208420.
2) Versura P, Frigato M, Cellini M, et al.：Diagnostic performance of tear function tests in Sjögren's syndrome patients. Eye 2007：21：229-237.
3) Whitcher JP, Shiboski CH, Shiboski SC, et al.：A simplified quantitative method for assessing keratoconjunctivitis sicca from the Sjögren's syndrome International Registry. Am J Ophthalmol 2010：149：405-415.
4) Mizuno Y, Yamada M, Miyake Y：Association Between Clinical Diagnostic Tests and Health-Related Quality of Life Surveys in Patients with Dry Eye Syndrome. Jpn J Ophthalmol 2010：54：259-265.
5) Wakamatsu TH, Sato EA, Matsumoto Y, et al.：Conjunctival in vivo confocal scanning laser microscopy in patients with Sjögren syndrome. Invest Ophthalmol Vis Sci 2010：51：144-150.
6) Qiu X, Gong L, Lu Y, et al.：The diagnostic significance of Fourier-domain optical coherence tomography in Sjögren syndrome, aqueous tear deficiency and lipid tear deficiency. Acta Ophthalmol 2012：90：359-366.

推奨の強さを記載
推奨の強さは，ガイドライン作成グループの投票（修正デルファイ法）で決定されました．推奨の決定には，「エビデンスの強さ」，「益と害のバランス」の他，「患者価値観の多様性」，「経済的な視点」も考慮されています．

推奨の強さ
強い：「実施する」，または，「実施しない」ことを推奨する
弱い：「実施する」，または，「実施しない」ことを提案する

エビデンスレベルを記載
アウトカムごとに評価されたエビデンスの強さ（エビデンス総体）を統合して，CQ に対するエビデンス総体の総括を提示しています．

推奨決定のための，アウトカム全般のエビデンスの強さ
A（強）：効果の推定値に強く確信がある
B（中）：効果の推定値に中等度の確信がある
C（弱）：効果の推定値に対する確信は限定的である
D（非常に弱い）：効果の推定値がほとんど確信できない

【Minds】SR-4 引用文献リスト
文献の二次スクリーニング後，SR に使用した文献（採用論文）を掲載しています（文献番号は SR レポートのまとめの引用文献に一致しています）．
＊二次スクリーニング後，不採用となった文献（不採用論文）は「第5章 付録」を参照してください．

目　次

2025 年版の序 ……………………………………… *ii*
2025 年版の発刊にあたり …………………… *iii*
2017 年版の発刊にあたり …………………… *iv*
2025 年版の執筆者一覧 ……………………… *v*
2017 年版の執筆者一覧 ……………………… *vi*

推奨と解説の読み方 …………………………… *vii*
ガイドラインサマリー ………………………… *xi*
診療アルゴリズム ………………………………… *xiv*
重要用語の定義 …………………………………… *xv*
略語一覧 ……………………………………………… *xvi*

第1章　作成組織・作成経過

1　ガイドライン作成組織 ……………………………………………………………………… 2
2　作成経過 ………………………………………………………………………………………… 5

第2章　スコープ

1　疾患トピックの基本的特徴 ………………………………………………………………… 8
　1-1　臨床的特徴 ……………………………………………………………………………… 8
　1-2　疫学的特徴 ……………………………………………………………………………… 13
　1-3　診療の全体的な流れ …………………………………………………………………… 14
2　診療ガイドラインがカバーする内容に関する事項 ………………………………… 15
3　システマティックレビューに関する事項 …………………………………………… 16
4　推奨作成から公開に向けた最終調整，公開までに関する事項 ……………………… 17

第3章　推　奨

CQ 1　診断，治療方針の決定に有用な口腔検査は何か ……………………………… 20

コラム1　口唇生検をどういうときにすべきか ……………………………………… 23

CQ 2　診断，治療方針の決定に有用な眼科検査は何か ……………………………… 24

コラム2　眼科検査についての実情─分類基準に含まれる検査と実施している検査の違いなど ………… 26

CQ 3　予後に影響する腺外病変にはどのようなものがあるか …………………… 27
CQ 4　特徴的な皮膚病変は何か ……………………………………………………… 29
CQ 5　特徴的な腎病変は何か ………………………………………………………… 31
CQ 6　特徴的な末梢神経障害は何か ………………………………………………… 33
CQ 7　特徴的な中枢神経障害は何か ………………………………………………… 35
CQ 8　特徴的な肺病変は何か ………………………………………………………… 37
CQ 9　特徴的な関節病変は何か ……………………………………………………… 40
CQ 10　診断に有用な自己抗体は何か ……………………………………………… 42

コラム3　自己抗体の測定方法，流れ ……………………………………………… 46

CQ 11　診断に有用な血液検査所見は何か ………………………………………… 47
CQ 12　腺病変の評価に有用な画像検査にはどのようなものがあるか ………… 49

コラム4 画像検査の比較—どの検査を実臨床で使用しているか ……………………………………… *53*

CQ 13 唾液腺エコー検査は診断，重症度，治療反応性評価にどれだけ寄与するか ………………… *54*

CQ 14 唾液腺 MRI 検査は診断，重症度，治療反応性評価にどれだけ寄与するか ………………… *57*

CQ 15 唾液腺シンチグラフィ検査は診断，重症度，治療反応性評価にどれだけ寄与するか …… *59*

CQ 16 唾液腺造影検査は診断，重症度，治療反応性評価にどれだけ寄与するか ………………… *61*

CQ 17 予後に影響する合併症は何か ………………………………………………………………… *63*

CQ 18 合併する悪性リンパ腫の特徴は何か ………………………………………………………… *65*

CQ 19 悪性リンパ腫合併のリスク因子は何か ……………………………………………………… *67*

CQ 20 小児患者の腺病変を反映する臨床所見は何か ……………………………………………… *69*

CQ 21 小児患者の腺外病変を反映する臨床所見は何か …………………………………………… *71*

CQ 22 小児患者の診断に有用な血液検査所見は何か ……………………………………………… *73*

CQ 23 小児患者の腺病変を反映する検査所見は何か ……………………………………………… *75*

CQ 24 口腔乾燥症状の改善に有用な治療は何か …………………………………………………… *77*

コラム5 口腔治療—口腔リンスやピロカルピンやセビメリンの漸増など治療の工夫 ………… *81*

CQ 25 再発性唾液腺腫脹にはどのような対応が有用か …………………………………………… *82*

CQ 26 ジクアホソル点眼液・レバミピド点眼液・ヒアルロン酸点眼液は，
ドライアイの角結膜上皮障害，涙液分泌量，自覚症状の改善に有用か ………………… *85*

コラム6 眼科治療—点眼の工夫など ………………………………………………………………… *88*

CQ 27 涙点プラグはドライアイの涙液量，角結膜上皮障害，自覚症状の改善に有用か ………… *90*

CQ 28 グルココルチコイドは腺病変の改善に有用か ……………………………………………… *92*

CQ 29 グルココルチコイドは腺外病変の改善に有用か …………………………………………… *94*

CQ 30 免疫抑制薬は腺病変の改善に有用か ………………………………………………………… *96*

CQ 31 免疫抑制薬は腺外病変の改善に有用か ……………………………………………………… *98*

CQ 32 生物学的製剤は腺病変の改善に有用か ……………………………………………………… *101*

CQ 33 生物学的製剤は腺外病変の改善に有用か …………………………………………………… *105*

コラム7 今後期待される新規治療戦略は何か？ ………………………………………………… *108*

CQ 34 グルココルチコイドの全身投与は小児患者の腺病変・腺外病変の改善に有用か ………… *110*

CQ 35 免疫抑制薬は小児患者の腺病変・腺外病変の改善に有用か ……………………………… *113*

CQ 36 生物学的製剤は小児患者の腺病変・腺外病変の改善に有用か …………………………… *116*

CQ 37 漢方薬，ムスカリンレセプター刺激薬，気道粘液潤滑薬は，
小児患者の腺外病変・腺病変の改善に有用か ……………………………………………… *118*

CQ 38 女性患者の妊娠出産管理における留意点は何か …………………………………………… *120*

コラム8 抗 SS-A/Ro 抗体陽性女性から出生する児における新生児ループスの各病変の
生じる頻度や生じやすい時期は？ ………………………………………………………… *123*

コラム9 重症度分類で軽症になる患者さんでも軽症高額で医療費助成の対象となりうること …… *124*

ix

第4章　シェーグレン白書 2020 による患者の実態と声

- 1-1　調査の目的と方法 ………………………………………………………… 126
- 1-2　回答者の基本情報 ………………………………………………………… 126
- 1-3　診療内容や治療薬選択について ………………………………………… 126
- 1-4　病状・病態解明や新薬治療開発への要望 ……………………………… 127
- 1-5　日常生活や職業選択の制限，社会への要望について ………………… 127
- 1-6　初診から診断までの期間について ……………………………………… 129
- 1-7　考察 ………………………………………………………………………… 129

第5章　公開後の取り組み

- 1-1　公開後の組織体制 ………………………………………………………… 132
- 1-2　導入 ………………………………………………………………………… 132
- 1-3　普及・活用・効果の評価 ………………………………………………… 132
- 1-4　改訂 ………………………………………………………………………… 132

索引 ………………………………………………………………………………… 133

第6章　付　録 （(株) 診断と治療社 HP（https://www.shindan.co.jp/）にて閲覧可能）

1　クリニカルクエスチョン設定表
2　エビデンスの収集と選定（各 CQ，CQ1〜CQ38）

- SR-1　データベース検索結果
- SR-2　文献検索フローチャート
- SR-3　二次スクリーニング後の一覧表
- SR-4　引用文献リスト
- SR-5　評価シート：介入研究（行った場合のみ）
- SR-6　評価シート：観察研究
- SR-7　評価シート：エビデンス総体
- SR-8　評価シート：エビデンス総体（絶対効果指標の結果を記入する場合）
- SR-9　定性的システマティックレビュー
- SR-10　メタアナリシス（行った場合のみ）
- SR-11　システマティックレビューレポートのまとめ
- SR-12　結果のまとめ（SoF 表）（ペア比較のメタアナリシス）
- SR-13　結果のまとめ（SoF 表）（ネットワークメタアナリシス：様式1）
- SR-14　結果のまとめ（SoF 表）（ネットワークメタアナリシス：様式2）
- SR-15　Future Research Question（記載分のみ）

3　外部評価まとめ

ガイドラインサマリー

CQ番号	CQ	推奨	推奨の強さ
1	診断，治療方針の決定に有用な口腔検査は何か	SS の診断，治療方針の決定に有用な口腔検査としては，唾液分泌量測定（ガムテスト，サクソンテスト，吐唾法）と唾液腺生検（口唇腺生検，耳下腺部分生検）を推奨する．	強い
2	診断，治療方針の決定に有用な眼科検査は何か	①SS の診断，治療方針の決定に有用な検査としては，シルマーテスト，BUT，フルオレセイン染色を推奨する．	強い
		②SS の診断，治療方針の決定に有用な検査としては，ローズベンガル染色，リサミングリーン染色も提案する．	弱い
3	予後に影響する腺外病変にはどのようなものがあるか	予後に影響する特定の腺外病変は明らかではないが，腺外病変の存在は予後に影響するリスク因子であることを提案する．	弱い
4	特徴的な皮膚病変は何か	環状紅斑と皮膚血管炎が特徴的な皮膚病変であることを提案する．	弱い
5	特徴的な腎病変は何か	尿細管間質性腎炎・尿細管性アシドーシス，ついで糸球体腎炎が特徴的な腎病変であることを提案する．	弱い
6	特徴的な末梢神経障害は何か	特徴的な末梢神経障害の障害部位は，多発性神経障害，脳神経障害，ついで多発性単神経炎であることを，また症候は，純粋感覚性ニューロパチー，軸索性感覚運動多発ニューロパチーであることを提案する．	弱い
7	特徴的な中枢神経障害は何か	①特徴的な中枢神経障害の病態は，脳症，無菌性髄膜炎，脳白質・脊髄病変であることを提案する．	弱い
		②頻度の高い症状として，頭痛，認知障害，気分障害を，また Parkinson 病，Alzheimer 病などの認知症も提案する．	弱い
8	特徴的な肺病変は何か	間質性肺疾患，特に非特異性間質性肺炎と，気道（末梢気道）病変が特徴的な肺病変であることを提案する．	弱い
9	特徴的な関節病変は何か	罹患関節数 5 関節未満，罹患部位は手指・手関節に多く，X 線写真上の骨びらんや抗 CCP 抗体を伴わない対称性多関節炎が特徴的な関節病変であることを提案する．	弱い
10	診断に有用な自己抗体は何か	SS の診断のために抗核抗体，抗 SS-A/Ro 抗体，抗 SS-B/La 抗体，リウマトイド因子の測定を推奨する．	強い
11	診断に有用な血液検査所見は何か	SS の診断に有用な血液検査所見として，血球減少や高γグロブリン血症等を提案する．	弱い
12	腺病変の評価に有用な画像検査にはどのようなものがあるか	腺病変の評価に有用な画像検査として，唾液腺エコー検査，唾液腺 MRI 検査，唾液腺シンチグラフィ検査，唾液腺造影検査を提案する．	弱い
13	唾液腺エコー検査は診断，重症度，治療反応性評価にどれだけ寄与するか	唾液腺エコー検査は，腺病変の診断と重症度の評価に有用な検査として実施することを提案する．	弱い
14	唾液腺 MRI 検査は診断，重症度，治療反応性評価にどれだけ寄与するか	唾液腺 MRI 検査は，腺病変の診断と重症度の評価に有用な検査として実施することを提案する．	弱い
15	唾液腺シンチグラフィ検査は診断，重症度，治療反応性評価にどれだけ寄与するか	唾液腺シンチグラフィ検査は，腺病変の診断と重症度の評価に有用な検査として実施することを提案する．	弱い
16	唾液腺造影検査は診断，重症度，治療反応性評価にどれだけ寄与するか	唾液腺造影検査は，腺病変の診断と重症度の評価に有用な検査として実施することを提案する．	弱い

17	予後に影響する合併症は何か	①悪性リンパ腫は予後に影響する合併症の一つであることを提案する.	弱い
		②その他，多発性骨髄腫などの血液腫瘍疾患，原発性胆汁性胆管炎，間質性肺疾患，肺動脈性肺高血圧症なども予後に影響しうるものとして提案する.	弱い
18	合併する悪性リンパ腫の特徴は何か	合併する悪性リンパ腫では，節外性辺縁帯リンパ腫（MALT リンパ腫）の発症率が高いことが特徴であり，診断時のみならず長期経過中においても留意することを推奨する.	強い
19	悪性リンパ腫合併のリスク因子は何か	確実性の高いリスク因子は，唾液腺腫脹，低補体血症，可能性のあるリスク因子はクリオグロブリン血症，単クローン性高γグロブリン血症，抗 SS-A/Ro 抗体，紫斑であることを推奨する.	強い
20	小児患者の腺病変を反映する臨床所見は何か	①反復性耳下腺腫脹は小児患者の診断感度を向上させる所見であることを推奨する.	強い
		②眼や口の乾燥症状は，小児患者が SS であることを示唆する所見であることを推奨する.	強い
21	小児患者の腺外病変を反映する臨床所見は何か	①関節症状，倦怠感，リンパ節腫脹，皮疹，レイノー現象，発熱は，小児患者の重要な腺外症状であることを推奨する.	強い
		②消化管症状，神経症状，肝炎，尿細管性アシドーシス，肺病変は，頻度は低いが重要な腺外症状であることを推奨する.	強い
22	小児患者の診断に有用な血液検査所見は何か	抗核抗体，抗 SS-A/Ro 抗体は，小児患者における診断感度が高く，リウマトイド因子，高γグロブリン血症，抗 SS-B/La 抗体も小児で SS を示唆する所見であり，診断に有用な検査として実施することを推奨する.	強い
23	小児患者の腺病変を反映する検査所見は何か	①唾液腺造影検査，唾液腺 MRI 検査，口唇小唾液腺生検，唾液腺シンチグラフィ検査は，小児患者の腺病変を反映し，診断感度が高い検査であり実施することを推奨する.	強い
		②シルマーテスト，角結膜染色試験，唾液腺エコー検査も腺病変を反映する検査であり実施することを提案する.	弱い
24	口腔乾燥症状の改善に有用な治療は何か	セビメリンとピロカルピンの内服は唾液分泌量を増加させ，口腔乾燥症状の治療の選択肢として実施することを推奨する.	強い
25	再発性唾液腺腫脹にはどのような対応が有用か	再発性唾液腺腫脹に対して，抗菌薬やグルココルチコイドの内服ならびにグルココルチコイドを用いた耳下腺洗浄療法は症状の改善効果が期待でき，さらに，グルココルチコイドを用いた耳下腺洗浄療法は再燃抑制効果も期待でき，実施することを提案する.	弱い
26	ジクアホソル点眼液・レバミピド点眼液・ヒアルロン酸点眼液は，ドライアイの角結膜上皮障害，涙液分泌量，自覚症状の改善に有用か	①ジクアホソル点眼液の点眼は，ドライアイの角結膜上皮障害・眼乾燥症状の改善目的に実施することを推奨する.	強い
		②レバミピド点眼液の点眼は，ドライアイの角結膜上皮障害・眼乾燥症状の改善目的に実施することを推奨する.	強い
		③ヒアルロン酸点眼液の点眼は，ドライアイの角結膜上皮障害・眼乾燥症状の改善目的に実施することを推奨する.	強い
27	涙点プラグはドライアイの涙液量，角結膜上皮障害，自覚症状の改善に有用か	涙点プラグの挿入は，ドライアイの涙液量・角膜上皮障害・眼乾燥症状の改善目的に実施することを推奨する.	強い
28	グルココルチコイドは腺病変の改善に有用か	グルココルチコイドの全身投与は，眼・口腔乾燥症状の改善目的に実施しないことを提案する.	弱い
29	グルココルチコイドは腺外病変の改善に有用か	グルココルチコイドの全身投与は，腺外病変のうち皮膚病変の改善目的に実施することを提案する.	弱い
30	免疫抑制薬は腺病変の改善に有用か	ミゾリビンの投与は唾液分泌量・乾燥自覚症状，メトトレキサートの投与は乾燥自覚症状，イグラチモドの投与は涙液分泌量・乾燥自覚症状の改善目的に実施することを提案する.	弱い

31	免疫抑制薬は腺外病変の改善に有用か	①免疫抑制薬シクロホスファミドの投与は，腺外病変（肺，腎，中枢神経病変）の改善目的に実施することを提案する．	弱い
		②免疫抑制薬シクロスポリンの投与は，腺外病変（ESSDAI，関節病変）の改善目的に実施することを提案する．	弱い
		③免疫抑制薬ミコフェノール酸の投与は，腺外病変（肺病変）の改善目的に実施することを提案する．	弱い
32	生物学的製剤は腺病変の改善に有用か	①リツキシマブの投与は腺病変の改善目的に実施することを提案する．	弱い
		②アバタセプトの投与は腺病変の改善目的に実施しないことを提案する．	弱い
		③ベリムマブの投与は腺病変の改善目的に実施しないことを提案する	弱い
		④インフリキシマブの投与は腺病変の改善目的に実施しないことを提案する．	弱い
		⑤エタネルセプトの投与は腺病変の改善目的に実施しないことを提案する．	弱い
33	生物学的製剤は腺外病変の改善に有用か	①リツキシマブの投与は腺外病変の改善目的に実施しないことを提案する．	弱い
		②アバタセプトの投与は腺外病変の改善目的に実施しないことを提案する．	弱い
		③ベリムマブの投与は腺外病変の改善目的に実施することを提案する．	弱い
		④インフリキシマブの投与は腺外病変の改善目的に実施しないことを提案する．	弱い
34	グルココルチコイドの全身投与は小児患者の腺病変・腺外病変の改善に有用か	①グルココルチコイドの全身投与は小児患者の慢性の腺病変の改善目的に実施しないことを提案する．	弱い
		②グルココルチコイドの全身投与は小児患者の腺外病変の改善目的に実施することを提案する．	弱い
35	免疫抑制薬は小児患者の腺病変・腺外病変の改善に有用か	①免疫抑制薬の投与は，小児患者の腺病変の改善目的に実施しないことを提案する．	弱い
		②免疫抑制薬の投与は，小児患者の腺外病変の重症例や，再燃を繰り返す，あるいはグルココルチコイドの減量が困難な難治例に対して実施することを提案する．	弱い
36	生物学的製剤は小児患者の腺病変・腺外病変の改善に有用か	生物学的製剤の投与は，小児患者のうちグルココルチコイドと免疫抑制薬の併用療法でも改善困難な重症例や，再燃を繰り返す，あるいはグルココルチコイドの減量が困難な難治例に対して，益と害を考慮したうえで実施することを提案する．	弱い
37	漢方薬，ムスカリンレセプター刺激薬，気道粘液潤滑薬は，小児患者の腺病変・腺外病変の改善に有用か	①ムスカリンレセプター刺激薬の投与は，小児患者の腺病変の改善目的に実施することを提案する．	弱い
		②漢方薬の投与は小児患者の腺病変の改善目的に実施することを提案する．	弱い
38	女性患者の妊娠出産管理における留意点は何か	抗SS-A/Ro抗体陽性例では，胎児心ブロックの発症に留意が必要だが，スクリーニング検査，予防治療，胎児心ブロック発症後の治療は確立されておらず，内科・産科・小児科が連携したうえでの厳重な管理を実施することを推奨する．	強い

診療アルゴリズム

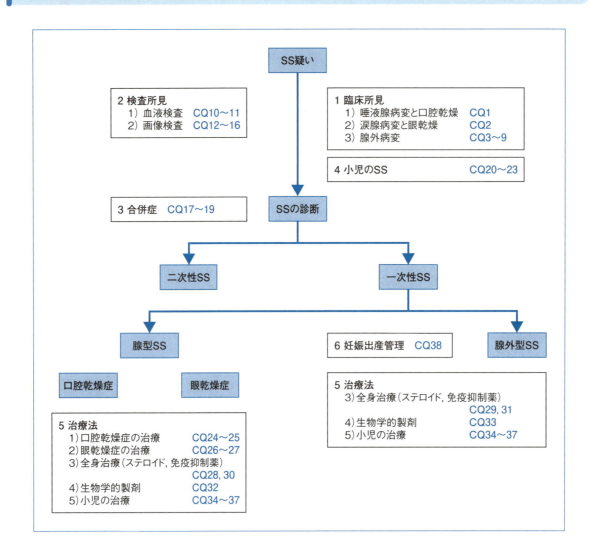

重要用語の定義

用語名	解説
サクソンテスト	ガーゼを噛み，分泌された唾液をガーゼに吸収させ，吸収された唾液の重さを測定する．2分間に2g以下であれば唾液分泌量が減少していると判定する．
ガムテスト	ガムを噛むことによって唾液の分泌を刺激し，10分間に分泌される唾液を測定する方法．10分間で10mL以下であれば，唾液分泌量が減少していると判定する．
吐唾法	安静時あるいは無刺激時の唾液分泌量を測定する．15分間に1.5mL以下であれば唾液分泌量が減少していると判定する．
シルマーテスト	涙液分泌量を測定する眼科的検査．1mm幅の目盛りのついた5×35mmの濾紙を無麻酔科で下眼瞼耳側1/3のところに静置して5分間の涙液分泌量を測定する．5mm以下を涙液分泌量減少と判定する．
ローズベンガル染色	乾燥性角結膜炎の有無を検査する生体染色法の1つである．結膜および角膜上皮細胞の健常性を評価し，ムチンに覆われていない変性した角結膜上皮が点状に赤紫色に染色される．
リサミングリーン染色	角結膜上皮の異常を評価する方法で，ムチンに覆われていない変性した角結膜上皮が点状に青緑色に染色される．ローズベンガルとほぼ同様な染色性を示し，ローズベンガルよりも細胞毒性が低く刺激も少ない．
フルオレセイン染色	角結膜上皮障害のある部位が緑色の点状の染色として観察される．ブルーフリーフィルターを用いると結膜の観察も可能である．

略語一覧

略　語	フルスペル	日本語
ACA	anti centromere antibody	抗セントロメア抗体
AKI	acute kidney injury	急性腎障害
ANA	antinuclear antibody	抗核抗体
ATD	autoimmune thyroid disease	自己免疫性甲状腺疾患
BUT	breakup time	涙液層破壊時間
CCP	cyclic cityullinated peptide	環状シトルリン化ペプチド
CKD	chronic kidney disease	慢性腎臓病
CNS	central nervous system	中枢神経
COP	cryptogenic organizing pneumonia	特発性器質化肺炎
CQ	clinical question	クリニカルクエスチョン
CRP	C-reactive protein	C反応性蛋白
DIP	desquamative interstitial pneumonia	剝離性間質性肺炎
DLBCL	diffuse large B-cell lymphoma	びまん性大細胞型B細胞リンパ腫
ESSDAI	EULAR Sjögren's Syndrome Disease Activity Index	ヨーロッパリウマチ学会の疾患活動性基準
ESSPRI	EULAR Sjögren's Syndrome Patient Reported Index	ヨーロッパリウマチ学会の自覚症状評価
EULAR	European Alliance of Associations for Rheumatology	ヨーロッパリウマチ学会
GN	glomerular nephritis	糸球体腎炎
HRCT	high-resolution CT	高分解能CT
ILD	interstitial lung disease	間質性肺疾患
LIP	lymphocytic interstitial pneumonia	リンパ球性間質性肺炎
LPD	lymphoproliferative disorder	リンパ増殖性疾患
Minds	Medical Information Distribution Service	医療情報サービス事業
MMF	mycophenolate mofetil	ミコフェノール酸モフェチル
MSGB	minor salivary gland biopsy	小唾液腺生検
NATD	non-autoimmune thyroid disease	非自己免疫性甲状腺疾患
NSIP	nonspecific interstitial pneumonia	非特異的間質性肺炎
OP	organizingpneumonia	器質化肺炎
PAH	pulmonary arterial hypertension	肺動脈性高血圧症
PNS	peripheral nervous system	末梢神経系
pSS	primary Sjögren's syndrome	一次性シェーグレン症候群
QOL	quality of life	生活の質
RBILD	respiratory bronchiolitisassociated interstitial lung disease	呼吸性気管支炎間質性肺疾患
RCT	randomized controlled trial	ランダム化比較試験
RF	rheumatoid factor	リウマトイド因子
RTA	renal tubular acidosis	尿細管性アシドーシス
SLE	systemic lupus erythematosus	全身性エリテマトーデス
SR	systematic review	システマティックレビュー
SS	Sjögren's syndrome	シェーグレン症候群
TIN	tubulointerstitial nephritis	尿細管間質性腎炎
UIP	usual interstitial pneumonia	通常型間質性肺炎
US	ultrasound	エコー検査

第 **1** 章

作成組織・作成過程

1 ガイドライン作成組織

1-1 診療ガイドライン作成主体

学会・研究会名	編集：日本リウマチ学会 編集協力：厚生労働科学研究費補助金難治性疾患政策研究事業 「自己免疫疾患に関する調査研究」班
関連・協力学会名	日本シェーグレン症候群学会
関連・協力学会名	日本口腔科学会
関連・協力学会名	日本眼科学会
関連・協力学会名	日本小児リウマチ学会
関連・協力学会名	日本耳鼻咽喉科頭頸部外科学会
関連・協力学会名	日本口腔外科学会

1-2 診療ガイドライン統括委員会

代表	氏名	所属機関/専門分野	所属関連・協力学会	作成上の役割
○	川上　純	長崎大学/内科	日本リウマチ学会, 日本シェーグレン症候群学会	研究班分科会長
	内野　裕一	慶應義塾大学/眼科	日本眼科学会	研究班員
	太田　晶子	埼玉医科大学/公衆衛生	日本リウマチ学会	研究班員
	篠崎　和美	東京女子医科大学/眼科（東京女子医科大学八千代医療センター）	日本シェーグレン症候群学会, 日本眼科学会	研究班員
	田中　良哉	産業医科大学/内科	日本リウマチ学会, 日本シェーグレン症候群学会	研究班員
	冨板　美奈子	千葉県こども病院/小児科	日本リウマチ学会, 日本シェーグレン症候群学会, 日本小児リウマチ学会	研究班員
	花岡　洋成	埼玉医科大学総合医療センター/内科		研究班員
	中村　誠司	長崎国際大学/九州大学/歯科	日本シェーグレン症候群学会, 日本口腔科学会, 日本口腔外科学会	研究班員
	中村　英樹	日本大学/内科	日本リウマチ学会, 日本シェーグレン症候群学会	研究班員
	正木　康史	金沢医科大学/内科	日本シェーグレン症候群学会	研究班員
	渥美　達也	北海道大学/内科	日本リウマチ学会	2023 年 4 月 1 日〜現在 研究代表者
	森　雅亮	東京科学大学/小児科	日本小児リウマチ学会	2018 年 4 月 1 日〜 2023 年 3 月 31 日 研究代表者

1-3　診療ガイドライン作成事務局

氏　名	所属機関/専門分野	所属関連・協力学会	作成上の役割
清水　俊匡	長崎大学/内科	日本リウマチ学会, 日本シェーグレン症候群学会	事務作業の取りまとめ
古賀　智裕	長崎大学/内科	日本リウマチ学会, 日本シェーグレン症候群学会	事務作業の取りまとめ
吉野　歩	長崎大学/内科		分科会事務局（秘書）

1-4　診療ガイドライン作成グループ

代表	氏名	所属機関/専門分野	所属関連・協力学会	作成上の役割
○	川上　純	長崎大学/内科	日本リウマチ学会, 日本シェーグレン症候群学会	研究班分科会長
	秋月　修治	京都大学/内科		協力員
	東　　直人	兵庫医科大学/内科	日本シェーグレン症候群学会	協力員
	石丸　直澄	東京科学大学/歯科	日本シェーグレン症候群学会, 日本口腔科学会	協力員
	内野　裕一	慶應義塾大学/眼科	日本眼科学会	研究班員
	川野　充弘	金沢医科大学/内科	日本シェーグレン症候群学会, 日本口腔科学会	協力員
	篠崎　和美	東京女子医科大学/眼科（東京女子医科大学八千代医療センター）	日本シェーグレン症候群学会, 日本眼科学会	研究班員
	清水　俊匡	長崎大学/内科	日本リウマチ学会, 日本シェーグレン症候群学会	協力員
	清水　真弓	九州大学/歯科	日本シェーグレン症候群学会, 日本口腔科学会, 日本口腔外科学会	協力員
	坪井　洋人	筑波大学/内科	日本リウマチ学会, 日本シェーグレン症候群学会	研究班員
	冨板　美奈子	千葉県こども病院/小児科	日本リウマチ学会, 日本シェーグレン症候群学会, 日本小児リウマチ学会	研究班員
	中村　誠司	長崎国際大学/九州大学/歯科	日本シェーグレン症候群学会, 日本口腔科学会, 日本口腔外科学会	研究班員
	中村　英樹	日本大学/内科	日本リウマチ学会, 日本シェーグレン症候群学会	研究班員
	西山　進	倉敷成人病センター/内科	日本リウマチ学会, 日本シェーグレン症候群学会	協力員
	花岡　洋成	埼玉医科大学総合医療センター/内科		研究班員

1-5　システマティックレビューチーム

氏　名	所属機関/専門分野	所属関連・協力学会	作成上の役割
川上　純	長崎大学/内科	日本リウマチ学会, 日本シェーグレン症候群学会	研究班分科会長
秋月　修治	京都大学/内科		協力員

東　直人	兵庫医科大学/内科	日本シェーグレン症候群学会	協力員
内野　裕一	慶應義塾大学/眼科	日本眼科学会	研究班員
小川　法良	浜松医科大学/内科	日本リウマチ学会, 日本シェーグレン症候群学会	協力員
川野　充弘	金沢医科大学/内科	日本リウマチ学会, 日本シェーグレン症候群学会	協力員
篠崎　和美	東京女子医科大学/眼科（東京女子医科大学八千代医療センター）	日本シェーグレン症候群学会, 日本眼科学会	研究班員
清水　俊匡	長崎大学/内科	日本リウマチ学会, 日本シェーグレン症候群学会	協力員
高木　幸則	長崎大学/歯科	日本シェーグレン症候群学会	協力員
竹治　明梨	金沢医科大学/内科	日本リウマチ学会, 日本シェーグレン症候群学会	協力員
坪井　洋人	筑波大学/内科	日本リウマチ学会, 日本シェーグレン症候群学会	研究班員
中村　英樹	日本大学/内科	日本リウマチ学会, 日本シェーグレン症候群学会	研究班員
西山　進	倉敷成人病センター/内科	日本リウマチ学会, 日本シェーグレン症候群学会	協力員
正木　康史	金沢医科大学/内科	日本シェーグレン症候群学会	研究班員
花岡　洋成	埼玉医科大学総合医療センター/内科		研究班員
松井　聖	兵庫医科大学/内科	日本リウマチ学会, 日本シェーグレン症候群学会	協力員
森山　雅文	九州大学/歯科	日本リウマチ学会, 日本シェーグレン症候群学会, 日本口腔科学会, 日本口腔外科学会	研究班員

2 作成経過

2-1 作成方針

シェーグレン症候群（Sjögren's syndrome：SS）の診療にかかわるすべての医療従事者（かかりつけ医，膠原病内科医，眼科医，歯科口腔外科医，耳鼻咽喉科医，小児科医，コメディカル等）に対して，SS の臨床症状および治療法，妊娠出産管理の理解，それらに関する医療行為の決定を支援するための診療ガイドラインを作成する.

2-2 使用上の注意

Medical Information Network Distribution Service（Minds）診療ガイドラインの定義は，「健康に関する重要な課題について，医療利用者と提供者の意思決定を支援するために，システマティックレビューによりエビデンス総体を評価し，益と害のバランスを勘案して，最適と考えられる推奨を提示する文書」とされている.

本診療ガイドラインの適用に関しては，実際の診療にあたる医療従事者の判断によるものであり，医療現場の裁量を制限するような強制力をもつものではない. つまり，臨床現場においての最終的な判断は，主治医が患者と協働して行わなければならない. ①医療現場の実情（人的・物的環境，実臨床の状況等），②ガイドラインをそのまま適用するのは当該患者の症状にそぐわないこと（具体的な症状・所見），③当該医師の特性，④当該施設の特性，⑤保険制度の制約などが実際の診療における判断の際に考慮される. 本診療ガイドラインの治療に関する推奨では，わが国で保険適用外の治療法に関しても扱っているが，実際の施行にあたっては，患者・家族のインフォームド・コンセントに加えて，当該施設の状況により倫理委員会の承認も含めた慎重な判断が必要である.

また，SS の診療に関しては，現時点では医学的な知見が確立していない分野も多く，流動的ではあるが，現時点でのエビデンスに基づき，診療の参考とするために，本診療ガイドラインを作成した. したがって，本診療ガイドラインの内容に関しては，今後更なる検証が必要であり，現時点のものは規則ではない.

2-3 COI

ガイドライン作成委員会の構成員は，経済的 COI および学術的 COI の自己申告書を作成した. 経済的 COI，学術的 COI は，本書の Web 付録にて公開している.

2-4 作成資金

厚生労働科学研究費補助金難治性疾患等政策研究事業自己免疫疾患に関する調査研究班

2-5 組織編成

診療ガイドライン統括委員会

厚生労働科学研究費補助金難治性疾患等政策研究事業自己免疫疾患に関する調査研究班の班員 12 名（内科医 6 名，眼科医 2 名，歯科口腔外科医 1 名，小児科医 2 名，公衆衛生学者 1 名）で編成された.

診療ガイドライン作成グループ

厚生労働科学研究費補助金難治性疾患等政策研究事業自己免疫疾患に関する調査研究班の班員 15 名（内科医 9 名，眼科医 2 名，歯科口腔外科医 3 名，小児科医 1 名）で編成された.

システマティックレビューチーム

上述のガイドライン作成グループを含む班員 16 名（内科医 12 名，眼科医 2 名，歯科口腔外科医 2 名）で編成された. ガイドライン作成グループのメンバーが分担で担当したクリニカルクエスチョン（clinical question：CQ）とは異なる CQ のシステマティックレビュー（systematic review：SR）を担当することにより，SR チームの独立性を担保した.

2-6 作成工程

準備

2021 年 6 月 1 日　第 1 回 SS 診療ガイドライン作成委員会（Web 開催）
・ガイドライン統括委員会，ガイドライン作成グループの編成と発足
2021 年 7 月 12 日　第 2 回 SS 診療ガイドライン作成委員会（Web 開催）
・スコープの CQ 案，文献検索の方法について討議

2021 年 10 月 20 日　第 3 回 SS 診療ガイドライン作成委員会（Web 開催）
・患者白書の取り入れ方について討議
2021 年 11 月 2 日　第 4 回 SS 診療ガイドライン作成委員会（メール）
・多様な患者背景に対する章立てについて討議
2022 年 5 月 18 日　第 5 回 SS 診療ガイドライン作成委員会（Web 開催）
・SR チームの編成について討議

スコープ

2022 年 8 月 10 日　第 6 回 SS 診療ガイドライン作成委員会（Web 開催）
・スコープの CQ 案の提示
・事前の会議を経て 38 個の CQ 決定
・SR チームの編成

システマティックレビュー

2022 年 9 月 22 日　第 7 回 SS 診療ガイドライン作成委員会（メール）
・SR チームへ SR レポートの作成依頼
・事前の会議で文献検索の方法や検索キーワードの決定，日本医学図書館協会への文献検索の依頼
2023 年 9 月 1 日　第 8 回 SS 診療ガイドライン作成委員会（メール）
・完了した SR レポートの承認を CQ 担当者に依頼
・事後のメール会議を経て 38 個の CQ に関する SR を完了（2023 年 11 月）

推奨作成

2023 年 12 月 4 日　第 9 回 SS 診療ガイドライン作成委員会（メール）
・SR チームにより作成された SR レポートを CQ 担当者に提供
・CQ 担当者が SR レポートをもとに CQ に対する推奨文草案を作成
2024 年 1 月 16 日　第 10 回 SS 診療ガイドライン作成委員会（メール）
・推奨度の投票（GRADE グリッド法，ガイドライン作成グループの 70% 以上（13/19 人以上）の一致で推奨の強さを決定）
2024 年 4 月 25 日　第 11 回 SS 診療ガイドライン作成委員会（メール）
・投票結果に基づく推奨文修正案の提示，再投票
・事後のメール会議を経て 38 個の CQ に関する推奨文，推奨の強さを決定（2024 年 5 月）
・事後のメール会議で推奨作成の経過（解説文）を CQ 担当者が作成（2024 年 5 月）
2024 年 5 月 24 日　第 12 回 SS 診療ガイドライン作成委員会（メール）
・推奨作成の経過（解説文）を CQ 担当者に作成依頼
・事後のメール会議を経て 38 個の CQ に関する解説文を決定（2024 年 6 月）
・一部 CQ に関してシステマティックレビュー，推奨作成の決定（解説文）で記載できなかった専門医意見をコラムとして追記（2024 年 11 月）

公開に向けた最終調整

2024 年 12 月 12 日　ガイドライン草案に関して，日本リウマチ学会でのパブリックコメントの募集，関連学会（日本シェーグレン症候群学会，日本口腔外科学会，日本眼科学会，日本小児リウマチ学会，日本耳鼻咽頭頸部外科学会，日本口腔科学会）での承認
・パブリックコメントの集約とガイドライン草案の修正案作成
2025 年 1 月 27 日　第 13 回 SS 診療ガイドライン作成委員会（メール）
・ガイドライン最終案の承認

公開

・ガイドライン最終案の公開

第2章

スコープ

1 疾患トピックの基本的特徴

1-1 臨床的特徴

1. 病態生理

　シェーグレン症候群（Sjögren's syndrome：SS）は，唾液腺や涙腺などの外分泌腺にリンパ球が浸潤し，それに伴い腺組織が特異的に障害を受ける自己免疫疾患であり，ドライマウス（口腔乾燥）やドライアイ（乾燥性角結膜炎）を主症状とする．

　病理組織学的所見としては，小葉内導管周囲のリンパ球浸潤のほか，小葉内および小葉間間質の線維化や脂肪変性などが認められる．また，免疫学的特徴としては，CD4 陽性 T 細胞と B 細胞から構成される導管周囲の浸潤が最も知られているが，これは導管上皮細胞と免疫細胞の間にクロストークが存在することを示唆している[1]．CD4 陽性 T 細胞は Fas/Fas リガンド（FasL）を介して導管上皮細胞のアポトーシスを促進させ，腺組織を破壊していく[2]．それに伴い B 細胞が導管内へ浸潤することでリンパ上皮性病変のきっかけとなり，一方で上皮は腺内の B 細胞に慢性的な活性化シグナルを与えることで，継続的に互いを刺激し，最終的に粘膜関連リンパ組織（mucosa-associated lymphoid tissue：MALT）リンパ腫へと発展させる．このように，B 細胞の活性化が悪性リンパ腫の発現リスクを高めることから，SS はリンパ増殖性疾患とも称される[3]．

　SS の病因はいまだ明らかにされていないが，遺伝的素因（HLA 抗原）[4]，内分泌異常（女性ホルモンの欠乏）[5]，免疫異常[6,7]，Epstein-Barr（EB）ウイルス[8]やヒト T 細胞白血病ウイルス 1 型（human T-cell leukemia virus type 1：HTLV-1）[9]などのウイルス感染といった環境要因などの関与が示唆されている．一般には，これらの因子が複合的に絡み合い，SS の発症に至っているのではないかと考えられている．

（森山雅文）

📖 文献

1) Verstappen GM, Pringle S, Bootsma H, et al.：Epithelial-immune cell interplay in primary Sjögren syndrome salivary gland pathogenesis. Nat Rev Rheumatol 2021；17：333-348.
2) Kong L, Ogawa N, Nakabayashi T, et al.：Fas and Fas ligand expression in the salivary glands of patients with primary Sjögren's syndrome. Arthritis Rheum 1997；40：87-97.
3) Masaki Y, Sugai S：Lymphoproliferative disorders in Sjögren's syndrome. Autoimmun Rev 2004；3：175-182.
4) Kang HI, Fei HM, Saito I, et al.：Comparison of HLA class Ⅱ genes in Caucasoid, Chinese, and Japanese patients with primary Sjögren's syndrome. J Immunol 1993；150：3615-3623.
5) Ishimaru N, Arakaki R, Yoshida S, et al.：Expression of the retinoblastoma protein RbAp48 in exocrine glands leads to Sjögren's syndrome-like autoimmune exocrinopathy. J Exp Med 2008；205：2915-2927.
6) Vinuesa CG, Tangye SG, Moser B, et al.：Follicular B helper T cells in antibody responses and autoimmunity. Nat Rev Immunol 2005；5：853-865.
7) Kaneko N, Chen H, Perugino CA, et al.：Cytotoxic CD8（＋）T cells may be drivers of tissue destruction in Sjögren's syndrome. Sci Rep 2022；12：15427.
8) Saito I, Servenius B, Compton T, et al.：Detection of Epstein-Barr virus DNA by polymerase chain reaction in blood and tissue biopsies from patients with Sjogren's syndrome. J Exp Med 1989；169：2191-2198.
9) Saito I, Shimuta M, Terauchi K, et al.：Increased expression of human thioredoxin/adult T cell leukemia-derived factor in Sjögren's syndrome. Arthritis Rheum 1996；39：773-782.

2. 臨床分類

　SS は，他の膠原病を合併しない一次性 SS と，関節リウマチや全身性エリテマトーデスなど他の膠原病を合併する二次性 SS に分類される．一次性 SS は，病変が涙腺，唾液腺などの外分泌腺に限局し，ドライアイやドライマウスなどの腺症状（乾燥症状）のみ呈する腺型（glandular form）と，病変が外分泌腺以外の諸臓器に及び，多彩な臓器病変や検査異常を呈する腺外型（extra-glandular form）に分類される．なお，乾燥症状はないが，口腔検査，眼科検査，血液検査で陽性所見を呈する症例は潜在型（subclinical）SS と称され，乾燥症状がある顕在型（clinical）SS と区別される．一次性 SS の腺外病変は報告によって違いはあるが，近年の国際共同研究による結果では関節症状，Raynaud 現象，肺病変，リンパ節腫脹，発熱・体重減少，皮膚症状の頻度が高い[1]．

　菅井らは，SS の病変を lymphoagressive disorder と捉え，一次性 SS を病期Ⅰ，Ⅱ，Ⅲの 3 期に分類している．病期Ⅰは乾燥症状のみを呈する腺型 SS（約 45%），病期Ⅱは全身性の何らかの臓器病変や検査異常を示す腺外型 SS（約 50%），病期Ⅲは腺外型 SS のなかで悪性リンパ腫を発症するもの（約 5%）である．基本的には病期Ⅰから病期Ⅱに進展し，一部で病期Ⅲに進展する（大多数は病期ⅠまたはⅡで長年安定した病状）と考えられていたが，MALT リンパ腫の概念の出現により病期Ⅰから病期Ⅲに直接進展する場合もあることがわかってきたとされている[2,3]．

　自己抗体のプロファイルにより抗セントロメア抗体陽性 SS が一次性 SS のサブタイプとして分類される．抗セントロメア抗体は限局皮膚硬化型全身性強皮症で高率に検出される自己抗体だが，一次性 SS の 3.7〜27% で検出される．抗セントロメア抗体陽性 SS は高齢発症，Raynaud 現象が高頻度，白血球減少や高γグロブリン血症が低頻度，抗 SS-A/Ro 抗体・抗 SS-B/La 抗体・リウマトイド因子の検出率が低率という臨床的特徴を有する[3]．

（東　直人）

📖 文献

1）Retamozo S, Acar-Denizli N, Rasmussen A, et al.：Sjögren big data consortium. Systemic manifestations of primary Sjögren's syndrome out of the ESSDAI classification：prevalence and clinical relevance in a large international, multi-ethnic cohort of patients. Clin Exp Rheumatol 2019；37（Suppl 118）：97-106.

2）菅井　進，竹下昌一，小川淑美，他：原発性シェーグレン症候群の症候論と病型，病期分類．日本臨床 1995；53：2376-2382.

3）坪井洋人，萩原晋也，住田孝之：病型と診断基準，分類基準．日本シェーグレン症候群学会（編）：シェーグレン症候群の診断と治療マニュアル　改訂第 3 版．診断と治療社 2018，2-13.

3. 診断基準・分類基準

　　わが国の日常診療下における SS の診断では，厚生労働省（厚労省）改訂診断基準（Revised Japanese Ministry of Health criteria for the diagnosis of SS）（1999 年）（**表 1**）[1]が汎用されてきた．一方で，2016 年に SS の最新の分類基準であるアメリカリウマチ学会-ヨーロッパリウマチ学会の一次性 SS 分類基準（American College of Rheumatology〈ACR〉-European League Against Rheumatism〈EULAR〉classification criteria for primary SS：ACR-EULAR）（2016 年）（**表 2**）[2,3]が発表された．厚労省改訂診断基準は個々の患者の日常診療のガイドを目的とした診断基準であり，ACR-EULAR 基準は臨床研究の被験者の選定を目的とした分類基準である．

　　厚生労働科学研究費補助金難治性疾患政策研究事業「自己免疫疾患に関する調査研究」班（研究代表者：住田孝之，上阪　等，森　雅亮，渥美達也）では，日本人一次性 SS，二次性 SS 患者の診断における厚労省改訂診断基準と ACR-EULAR 基準の有用性の比較が行われた．厚労省「自己免疫疾患に関する調査研究」班所属の施設に通院中の一次性および二次性 SS，あるいはそれらの疑いの患者のう

表 1　Sjögren 症候群の厚労省改訂診断基準（1999 年）

1　生検病理組織検査で次のいずれかの陽性所見を認めること
A　口唇腺組織 4 mm²あたり 1 focus（導管周囲に 50 個以上のリンパ球浸潤）以上
B　涙腺組織 4 mm²あたり 1 focus（導管周囲に 50 個以上のリンパ球浸潤）以上
2　口腔検査で次のいずれかの陽性所見を認めること
A　唾液腺造影で Stage 1（直径 1 mm 未満の小点状陰影）以上の異常所見
B　唾液分泌量低下（ガム試験にて 10 分間で 10 ml 以下またはサクソンテストにて 2 分間で 2 g 以下）があり，かつ唾液腺シンチグラフィにて機能低下の所見
3　眼科検査で次のいずれかの陽性所見を認めること
A　シルマー試験で 5 分間に 5 mm 以下で，かつローズベンガル試験で van Bijsterveld score 3 以上
B　シルマー試験で 5 分間に 5 mm 以下で，かつ蛍光色素（フルオレセイン）試験で陽性
4　血清検査で次のいずれかの陽性所見を認めること
A　抗 SS-A 抗体陽性
B　抗 SS-B 抗体陽性
診断基準：上記 4 項目のうち，いずれか 2 項目以上を満たす

（Fujibayashi T, Sugai S, Miyasaka N, et al. Revised Japanese criteria for Sjögren's syndrome（1999）：availability and validity. Mod Rheumatol 2004；14：425-434 より）

表 2　ACR-EULAR の一次性 SS 分類基準（2016 年）

項目	Weight/Score
口唇唾液腺の巣状リンパ球性唾液腺炎で focus score≧1	3
抗 SS-A 抗体陽性	3
少なくとも一方の目で OSS≧5（あるいは van Bijsterveld≧4）	1
少なくとも一方の目でシルマー試験≦5 mm/min	1
無刺激唾液分泌量≦0.1 ml/min	1
合計 4 点以上で一次性 SS と分類	

OSS：ocular staining score
適用基準：眼あるいは口腔乾燥症状のある患者，あるいは ESSDAI questionnarie で SS 疑いの患者（少なくとも 1 つのドメインが陽性）
除外基準：頭頸部の放射線療法の既往，活動性 HCV 感染（PCR 陽性），AIDS（acquired immune deficiency syndrome），サルコイドーシス，アミロイドーシス，GVHD（graft-versus-host disease），IgG4 関連疾患
（Shiboski CH, Shiboski SC, Seror R, et al.：2016 American College of Rheumatology/European League Against Rheumatism classification criteria for primary Sjögren's syndrome：A consensus and data-driven methodology involving three international patient cohorts. Ann Rheum Dis 2017；76：9-16/Shiboski CH, Shiboski SC, Seror R, et al.：2016 American College of Rheumatology/European League Against Rheumatism Classification Criteria for Primary Sjögren's Syndrome：A Consensus and Data-Driven Methodology Involving Three International Patient Cohorts. Arthritis Rheumatol 2017；69：35-45 より）

ち，厚労省改訂診断基準に挙げられた4項目（病理組織検査，口腔検査，眼科検査，抗 SS-A/B 抗体）
と無刺激唾液分泌量をすべて評価された症例が対象とされた．主治医による臨床診断をゴールドスタ
ンダードとした場合，一次性 SS の診断に関して，厚労省改訂診断基準の感度は 74.9%（152/203 例，
95% 信頼区間〈CI〉：71.3-77.6%），特異度は 90.6%（163/180 例，CI：86.5-93.7%），ACR-EULAR 分
類基準の感度は 94.1%（191/203 例，CI：90.8-96.4%），特異度は 76.7%（138/180 例，CI：73.0-79.3%）
であった[4]．二次性 SS の診断に関して，厚労省改訂診断基準の感度は 75.8%（144/190 例，CI：73.2-
77.4%），特異度は 81.8%（27/33 例，CI：67.2-91.1%），ACR-EULAR 分類基準の感度は 90.5%（172/
190 例，CI：88.2-92.8%），特異度は 45.5%（15/33 例，CI：31.8-58.6%）であった[5]．この研究では，
厚労省改訂診断基準を満たした一次性 SS 患者 152 例中 151 例（99.3%）が ACR-EULAR 基準も同時に
満たしており，わが国で日常診療下において一次性 SS と診断されかつ厚労省改訂診断基準を満たし
た患者に関しては，国際的な臨床研究や治験にも参加できる可能性が高いことが示された．

　以上より，日本人一次性，二次性 SS の診断においては，厚労省改訂診断基準は ACR-EULAR 基準
より感度は低かったが，感度・特異度ともに 75% 以上であったため，現時点ではわが国の指定難病に
おける診断基準として厚労省改訂診断基準が採用されている．

（坪井洋人）

📖 文献

1) Fujibayashi T, Sugai S, Miyasaka N, et al.：Revised Japanese criteria for Sjögren's syndrome（1999）：availability and validity. Mod Rheumatol 2004；14：425-434.
2) Shiboski CH, Shiboski SC, Seror R, et al.：2016 American College of Rheumatology/European League Against Rheumatism classification criteria for primary Sjögren's syndrome：A consensus and data-driven methodology involving three international patient cohorts. Ann Rheum Dis 2017；76：9-16.
3) Shiboski CH, Shiboski SC, Seror R, et al.：2016 American College of Rheumatology/European League Against Rheumatism cassification criteria for primary Sjögren's Syndrome：A consensus and data-driven methodology involving three international patient cohorts. Arthritis Rheumatol 2017；69：35-45.
4) Tsuboi H, Hagiwara S, Asashima H, et al.：Comparison of performance of the 2016 ACR-EULAR classification criteria for primary Sjögren's syndrome with other sets of criteria in Japanese patients. Ann Rheum Dis 2017；76：1980-1985.
5) 住田孝之：シェーグレン症候群に関する調査研究．森　雅亮：平成 30 年度厚生労働科学研究費補助金難治性疾患等政策研究事業（難治性疾患政策 研究事業）分担研究報告書．2018

4. 疾患活動性評価

　SS は乾燥症状を主体とするが，一部の患者はグルココルチコイドや免疫抑制薬などの治療を要する
ような比較的重篤な全身症状を呈しうる．これらの全身症状を含めた活動性評価のために，EULAR が
中心となって国際的にコンセンサスが得られた2つの疾患活動性指標 ESSPRI（EULAR Sjögren's Syndrome Patient Reported Index）[1] と ESSDAI（EULAR Sjögren's Syndrome Disease Activity Index）[2] が作成さ
れた．ESSPRI は患者自身による自覚症状の評価で，ESSDAI は医師による全身症状の評価である．
ESSPRI，ESSDAI 日本語版は日本シェーグレン症候群学会の ESSPRI/ESSDAI 小委員会が作成し，タ
スクフォースで使用承認をうけた．なお，2015 年に ESSDAI の利用手引が発表されたことをうけて[3]，
ESSDAI 日本語版が改訂され，現在，日本シェーグレン症候群学会ホームページ[4] で参照可能である．

　ESSPRI と ESSDAI は SS の2つの側面（自覚症状と全身症状）を独立して評価するため，活動性の
評価において両方のスコアを求めることが大切である．

（西山　進）

📖 文献

1) Seror R, Bowman SJ, Brito-Zeron P, et al.：EULAR Sjögren's Syndrome Patient Reported Index（ESSPRI）：development of a consensus patient index for primary Sjögren's syndrome. Ann Rheum Dis 2011；70：968-972.

2）Seror R, Ravaud P, Bowman SJ, et al.：EULAR Sjögren's syndrome disease activity index：development of a con-sensus systemic! disease activity index for primary Sjögren's syndrome. Ann Rheum Dis 2010；69：103-109.
3）Seror R, Bowman SJ, Brito-Zeron P, et al.：EULAR Sjögren's syndrome disease activity index（ESSDAI）：a user guide. RMD open 2015；1：e000022.
4）日本シェーグレン症候群学会ホームページ．http://sjogren.jp［2025年3月アクセス］

ESSDAI（表3）

　　ESSDAIは，医師による全身評価のスコアで，12の領域（臓器特異的病変）それぞれ固有の重みに，活動性の度合い（0〜3）をかけて，それらの総和を求めたものである．ESSDAIの点数が5点未満を低疾患活動性，5〜13を中等度活動性，14点以上を高疾患活動性とし，3点以上低下した場合を臨床的に意味のある改善とする[1]．なお，日常診療における評価を考慮したClinical ESSDAIは免疫グロブリンや補体を含む生物学的領域を除いたものである[2]．

　　留意すべき点として，ESSDAIは原発性SSの活動性を評価することを目的に作成された指標であるため，SSと無関係な併発症の症状は活動性の評価から除外することが大切である．また，わが国の指定難病における重症度基準でもESSDAIが採用され，ESSDAI 5点以上が助成対象とされた．

（西山　進）

文献

1）Seror R, Bootsma H, Saraux A, et al.：Defining disease activity states and clinically meaningful improvement in primary Sjogren's syndrome with EULAR primary Sjogren's syndrome disease activity（ESSDAI）and patient-reported indexes（ESSPRI）. Ann Rheum Dis 2016；75：382-389. doi：10.1136/annrheumdis-2014-206008.
2）Seror R, Meiners P, Baron G, et al.：Development of the ClinESSDAI：a clinical score without biological domain. A tool for biological studies. Ann Rheum Dis 2016；75：1945-1950.

表3　ESSDAI（EULAR Sjögren's Syndrome Disease Activity Index）の各領域と点数

領域（ドメイン）	重み（係数）	活動性	点数（係数×活動性）
1　健康状態	3	無0☐　低1☐　中2☐	0〜6点
2　リンパ節腫脹およびリンパ腫	4	無0☐　低1☐　中2☐　高3☐	0〜12点
3　腺症状	2	無0☐　低1☐　中2☐	0〜4点
4　関節症状	2	無0☐　低1☐　中2☐　高3☐	0〜6点
5　皮膚症状	3	無0☐　低1☐　中2☐　高3☐	0〜9点
6　肺病変	5	無0☐　低1☐　中2☐　高3☐	0〜15点
7　腎病変	5	無0☐　低1☐　中2☐　高3☐	0〜15点
8　筋症状	6	無0☐　低1☐　中2☐　高3☐	0〜18点
9　末梢神経障害	5	無0☐　低1☐　中2☐　高3☐	0〜15点
10　中枢神経障害	5	無0☐　　　　　中2☐　高3☐	0〜15点
11　血液障害	2	無0☐　低1☐　中2☐　高3☐	0〜6点
12　生物学的所見	1	無0☐　低1☐　中2☐	0〜2点
ESSDAI（合計点数）			0〜123点

ESSPRI（表4）

ESSPRIは，患者が3つの質問に0～10の11段階で自己評価を行い，3つの平均スコアを求める（表4）．たとえば，乾燥が7，疲労が6，痛みが2の場合，ESSPRI＝(7＋6＋2)/3＝5となる．注意すべき点は，最近2週間のうちでもっとも症状が強かったときの状態を答えてもらうようにすることである．「日本シェーグレン症候群患者の会」の202人の協力のもとにESSPRI日本語版の検証を行った結果，ESSPRIと患者全般評価の相関係数は0.67と有意な正の相関（$p < 0.001$）を示した．この結果は，EULARプロジェクト参加12か国より集めた一次性SS 230例による検討結果（相関係数0.70）とほぼ一致しており，ESSPRI日本語版が問題なく使用できることがわかった[1]．

（西山　進）

文献

1）西山　進：患者さんの疾患活動性評価方法—ESSPRI（ヨーロッパリウマチ学会患者評価による自覚症状の評価）．日本シェーグレン症候群患者の会（編）：日本シェーグレン白書—シェーグレン患者の実態．日本シェーグレン患者会員の横顔．調査報告書　2012．NPO法人シェーグレンの会；2013．23 26．

1-2　疫学的特徴

厚生労働科学研究費補助金難治性疾患等克服研究事業「自己免疫疾患に関する調査研究」班（研究代表者：住田孝之〈当時〉）において，2011年度にSSに関する全国疫学調査（一次調査，二次調査）が実施された[1]．一次調査では，2010年1年間に全国の医療機関を受診したSS患者数は68,483人と算出された．2011年10月1日当時のわが国の全人口は127,799,000人と報告されており，SSの有病率は0.05％と推定された．二次調査では，調査票を用いて，主治医によってSSと診断された2,195例の年齢，性別，病型（一次性，二次性），腺外病変，治療内容に関して情報が収集された．平均年齢は60.8±15.2歳，男性/女性の比率は1/17.4，病型は一次性/二次性SSが58.5％/39.2％，一次性SSのうち腺型/腺外型は69.1％/24.7％（不明6.2％）であった．二次性SSに合併する膠原病では，関節リウマチが38.7％と最多であり，全身性エリテマトーデスが22.2％で続いていた．

表4　ESSPRI（EULAR Sjögren's Syndrome Patient Reported Index）（日本語版）

これからあなたの病気に関する質問をします．以下のすべての質問に答えてくださるよう，ご協力お願いします．なお，症状に対する質問は，最近の2週間で一番状態が悪かったときのことを答えてください．そして，あなたの状態を最もよく表していると思う場所に，例にならって×印をひとつだけつけてください． 例：痛みは感じない　□□□□□□✖□□□□　考えうる最大の痛み 　　　　　　　　　　 0 1 2 3 4 5 6 7 8 9 10
1）最近2週間で，乾燥症状（目，口，鼻，皮膚など）はどの程度ですか？ 　　乾燥症状はない　□□□□□□□□□□□　考えうる最大の乾燥症状 　　　　　　　　　　 0 1 2 3 4 5 6 7 8 9 10
2）最近2週間で，疲労感はどの程度ですか？ 　　疲労は感じない　□□□□□□□□□□□　考えうる最大の疲労感 　　　　　　　　　　 0 1 2 3 4 5 6 7 8 9 10
3）最近2週間で，痛み（上肢や下肢の筋肉痛や関節痛）はどの程度ですか？ 　　痛みは感じない　□□□□□□□□□□□　考えうる最大の痛み 　　　　　　　　　　 0 1 2 3 4 5 6 7 8 9 10 ご協力ありがとうございました．
ESSPRI　［1)＋2)＋3)]/3＝0～10点

わが国の指定難病において，SS の厚労省改訂診断基準（1999 年）[2]を満たし，重症度分類として，ESSDAI（EULAR Sjögren's Syndrome Disease Activity Index）[3]で 5 点以上の場合，医療費助成の対象となる（なお，症状の程度が重症度分類で一定以上に該当しない場合でも，高額な医療を継続することが必要なものについては，医療費助成の対象となる）．2022 年度末時点での，SS の指定難病受給者証所持者数は 19290 人で，年齢階級別では，75 歳以上が 4688 人で最多，次いで 60〜69 歳が 4268 人であった（令和 4 年度衛生行政報告例）．

（坪井洋人）

📖 文献

1）Tsuboi H, Asashima H, Takai C, et al.：Primary and secondary surveys on epidemiology of Sjögren's syndrome in Japan. Mod Rheumatol 2014；24：464-470.
2）Fujibayashi T, Sugai S, Miyasaka N, et al.：Revised Japanese criteria for Sjögren's syndrome（1999）：availability and validity. Mod Rheumatol 2004；14：425-434.
3）Seror R, Bowman SJ, Brito-Zeron P, et al.：EULAR Sjögren's syndrome disease activity index（ESSDAI）：a user guide. RMD Open 2015；1：e000022.

1-3 診療の全体的な流れ

　シェーグレン症候群を疑う乾燥症状（ドライマウス，ドライアイ），全身症状（発熱，倦怠感，関節痛等），検査異常（血球減少，γグロブリン高値等），腺外病変（間質性肺疾患，神経障害，リンパ節腫脹，皮疹等）が診断の契機となる．これらの症候によりシェーグレン症候群を疑った際には旧厚生省改訂診断基準（1999 年）やアメリカリウマチ学会-ヨーロッパリウマチ学会の一次性 SS 分類基準（American College of Rheumatology（ACR）-European League Against Rheumatism（EULAR）classification criteria for primary SS；ACR-EULAR）（2016 年）の項目を中心に診断に必要な検査を行う．近年では診断基準に含まれていない項目ではあるが，唾液腺エコー検査，唾液腺 MRI 検査を用いた唾液腺評価をおこない評価することも増えている．

　次いで腺外病変の評価，他の膠原病疾患の合併の評価を行う．シェーグレン症候群の診断，病型診断（一次性，二次性，腺型，腺外型）に基づき，治療方針を決定する．なお，シェーグレン症候群に関する医学的理解の促進および患者間の交流を図るため，わが国ではシェーグレン症候群患者の会（https://sjogren-7185.com）が組織されている．

（清水俊匡）

2 診療ガイドラインがカバーする内容に関する事項

2-1 タイトル

シェーグレン症候群診療ガイドライン 2025 年版

2-2 目的

シェーグレン症候群の診断，疾患活動性評価，治療の向上を目的とする．

2-3 トピック

シェーグレン症候群（Sjögren's syndrome：SS）

2-4 診療ガイドラインがカバーする視点

本ガイドラインは患者個別の立場（individual perspective）から推奨を作成する．

2-5 想定される利用者，資料施設

- SS の診療にかかわるすべての医療従事者（かかりつけ医，膠原病内科医，眼科医，歯科口腔外科医，耳鼻咽喉科医，小児科医，コメディカル）．
- SS・眼乾燥症（ドライアイ）・口腔乾燥症（ドライマウス）の専門医だけではなく，一般臨床医も対象とする．

2-6 既存の診療ガイドラインとの関係

既存のシェーグレン症候群診療ガイドラインを補完する．

2-7 診療ガイドラインがカバーする範囲

シェーグレン症候群（一次性，二次性）を有する成人・小児

2-8 重要臨床課題

重要臨床課題 1	臨床症状：臨床所見（唾液腺病変，涙腺病変，腺外病変），検査所見（血液検査，画像検査），合併症，小児の SS の特徴を明らかにする．
重要臨床課題 2	治療法：口腔乾燥症（ドライマウス）の治療，眼乾燥症（ドライアイ）の治療，全身治療（ステロイド，免疫抑制薬），生物学的製剤，小児に対する治療の有効性と安全性を明らかにする．
重要臨床課題 3	妊娠出産管理：女性患者の妊娠出産管理における留意点を明らかにする．

2-9 クリニカルクエスチョン（CQ）リスト

CQ1〜CQ38	別記

3 システマティックレビューに関する事項

3-1　実施スケジュール

- 文献検索：3か月
- 文献スクリーニング：3か月
- エビデンス総体の評価と統合：8か月

（CQ ごとに並行して行い，全体として 14 か月，2022 年 9 月～2023 年 11 月）

3-2　エビデンスの検索

- エビデンスタイプ：既存のガイドライン，システマティックレビュー（SR）論文，個別研究論文を，この順番の優先順位で検索する．個別研究論文としては，ランダム化比較試験（RCT），非ランダム化比較試験，観察研究，症例報告を検索の対象とする．
- データベース：既存のガイドラインについては，National Guideline Clearinghouse（NCG），NICE Evidence Search，Minds ガイドラインセンターを検索．SR 論文については，Cochrane Database of Systematic Reviews を検索．個別研究論文については，PubMed，医中誌，The Cochrane Library を検索．
- 検索の基本方針：介入の検索に際しては，PICO フォーマットを用いる．
- 検索対象期間：すべてのデータベースについて 2015 年 6 月～2022 年 1 月．

3-3　文献の選択基準，除外基準

- 採用条件を満たす既存のガイドライン，SR 論文が存在する場合には，それを第一優先とする．
- 採用条件を満たす既存のガイドライン，SR 論文がない場合には，個別研究論文を対象として，*de novo* で SR を実施する．
- *de novo* の SR では，採用条件を満たす RCT を優先して実施する．
- 採用条件を満たす RCT がない場合には，観察研究を対象とする．
- CQ によっては，症例集積研究，症例報告も対象とする．

3-4　エビデンスの評価と統合の方法

- エビデンス総体の強さの評価は「Minds 診療ガイドライン作成マニュアル 2020 ver. 3.0」の方法に基づく．
- エビデンス総体の統合は，質的な統合を基本とし，適切な場合は量的な統合も実施する．
- エビデンス総体のエビデンスの強さ
  A（強）：効果の推定値が推奨を支持する適切さに強く確信がある
  B（中）：効果の推定値が推奨を支持する適切さに中等度の確信がある
  C（弱）：効果の推定値が推奨を支持する適切さに対する確信は限定的である
  D（非常に弱い）：効果の推定値が推奨を支持する適切さにほとんど確信できない

＊RCT のみでまとめられたエビデンス総体の初期評価は「A」，観察研究（コホート研究，症例対照研究）のみでまとめられたエビデンス総体の初期評価は「C」，症例報告・症例集積研究のみでまとめられたエビデンス総体の初期評価は「D」とする．

＊エビデンスの強さの評価を下げる 5 項目（バイアスリスク，非直接性，非一貫性，不精確，出版バイアス），上げる 3 項目（介入による大きな効果，用量-反応勾配，可能性のある交絡因子による効果の減弱）の検討を行い，エビデンスの強さを分類する．

4 推奨作成から公開に向けた最終調整，公開までに関する事項

4-1 推奨作成の基本方針

- SR チームが作成したエビデンス総体の作業シートを用い，アウトカムごとに評価されたエビデンスの強さ（エビデンス総体）を統合して，CQ に対するエビデンス総体の総括を提示する．
- 推奨決定のためのアウトカム全般のエビデンスの強さ
  A（強）：効果の推定値が推奨を支持する適切さに強く確信がある
  B（中）：効果の推定値が推奨を支持する適切さに中等度の確信がある
  C（弱）：効果の推定値が推奨を支持する適切さに対する確信は限定的である
  D（非常に弱い）：効果の推定値が推奨を支持する適切さにほとんど確信できない
- 推奨の強さの決定は，ガイドライン作成グループの投票（GRADE グリッド法）による．ガイドライン作成グループの 70% 以上（13/19 人以上）の一致で推奨の強さを決定する．70% 以上の一致が得られるまで，推奨案の修正・投票を繰り返し，推奨文・推奨度を決定する．
- 推奨の決定には，エビデンスの評価と統合で求められた「エビデンスの強さ」，「益と害のバランス」の他，「患者価値観の多様性」，「経済的な視点」も考慮して，推奨とその強さを決定する．

4-2 最終調整

日本リウマチ学会，関連学会（日本シェーグレン症候群学会，日本口腔科学会，日本眼科学会，日本小児リウマチ学会，日本耳鼻咽喉科頭頸部外科学会，日本口腔外科学会）からのパブリックコメントを募集して，結果を最終版に反映させる．

4-3 外部評価の具体的方法

関連学会からのパブリックコメントに対して，ガイドライン作成グループは診療ガイドラインを変更する必要性を討議して，対応を決定する．

4-4 公開の予定

- パブリックコメントへの対応が終了したら，ガイドライン統括委員会が公開の最終決定をする．
- 公開の方法は，ガイドライン作成グループとガイドライン統括委員会が協議のうえ決定する．

第3章

推奨

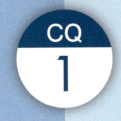

診断，治療方針の決定に有用な口腔検査は何か

推奨提示

推奨文
- SS の診断，治療方針の決定に有用な口腔検査としては，唾液分泌量測定（ガムテスト，サクソンテスト，吐唾法）と唾液腺生検（口唇腺生検，耳下腺部分生検）を推奨する．

推奨の強さ　強い：「実施する」ことを推奨する
エビデンスの強さ　D（非常に弱い）
費用対効果の観点からの留意事項　評価未実施

推奨作成の経過

　本 CQ のアウトカムとして，診断率の向上，治療方針の決定，病態の把握，有害事象，口腔乾燥症状との相関が挙げられていたが，この推奨を作成するにあたり，特にシェーグレン症候群（Sjögren's syndrome：SS）の診断率向上を重視し，ガムテスト，サクソンテスト，安静時唾液分泌量，口唇腺（labial salivary gland：LSG）生検，耳下腺生検に関する 19 本の観察研究を対象としたシステマティックレビュー（SR）を実施した．

　その結果，ガムテスト，サクソンテスト，安静時唾液分泌量，口唇腺生検，耳下腺生検はいずれも SS の診断率の向上に寄与するものと考えられた．特に，治療方針の決定において，口唇腺生検は唾液腺組織の採取率が良好であり，SS の病理組織診断に加え，SS の腺外病変や非ホジキンリンパ腫（non-Hodgkin lymphoma：NHL）発症の予測因子にもなりえるため有用と考えられた．一方で，口唇腺生検陰性例では，SS の診断に耳下腺生検が有用である可能性が示された．また，大唾液腺の腫瘤，またはびまん性腫大を伴う SS に対するエコーガイド下大唾液腺コアニードル生検は，悪性リンパ腫の診断を含めて有用な結果が得られ，安全性も高く手術的な生検を避けることができる可能性がある．加えて，検査に伴う有害事象は，口唇腺生検と耳下腺生検で同等であり，比較的安全と考えられた．ガムテストに関しては，実施時に学習効果を考慮する必要がある．

　以上より，SS の診断や治療方針の決定に有用な口腔検査としては，ガムテスト，サクソンテスト，安静時唾液分泌量，口唇腺生検，耳下腺生検が有効な方法と判断した．これらの検査は，厚生労働省の診断基準（1999 年）およびアメリカ・ヨーロッパ合同班の基準（2012 年）にも採用され，広く認知されている．いずれの検査も保険適用されており，患者の経費増額などの負担はないと考えられる．

SR レポートのまとめ

　19 本の観察研究（コホート研究 11 本[1〜11]，症例対照研究 1 本[12]，横断研究 6 本[13〜18]，症例集積研究 1 本[19]）を対象に SR を行った．メタアナリシスの対象となる研究はなかった．

　ガムテストに関して，3 本の研究[14,15,18]で，SS 診断の感度 83.3〜86.7%，特異度 79.4〜86.8%，安静

時唾液分泌量に関して，4本の研究[2,8,15,18)]で，感度43.0〜78.6%，特異度49.7〜79.4%，口唇腺生検に関して，5本の研究[2,5,8,10,17)]で，感度78〜91.4%，特異度82.3〜100%，耳下腺生検に関して，1本の研究[10)]で，感度78%，特異度86%であった．ガムテストの感度，特異度は3本の研究[14,15,18)]でほぼ同等，安静時唾液分泌量の感度，特異度は4本の研究[2,8,15,18)]でばらつきが大きかった．口唇腺生検の感度，特異度は5本の研究[2,5,8,10,17)]でほぼ同等，耳下腺生検は1本の研究[10)]で口唇腺生検と同等の感度，特異度であった．

サクソンテストの感度，特異度のデータは得られなかったが，1本の横断研究[14)]でガムテストとサクソンテストは有意に相関した（ エビデンスの強さD（非常に弱い） ）．

1本の後ろ向きコホート研究[6)]で，一次性SS（primary Sjögren's syndrome：pSS）では口唇腺生検におけるFocus score（FS）≧3は非ホジキンリンパ腫発症の独立した予測因子であり，FS≧3では，ESS-DAI（EULAR Sjögren's Syndrome Disease Activity Index），EGM（extraglandular manifestations）scoreは有意に高値であった．2本のコホート研究[7,9)]で口唇腺生検における唾液腺組織の採取率は90.9%〜98.4%と良好であった．また，1本の後ろ向きコホート研究[1)]において，大唾液腺の腫瘍，またはびまん性腫大を伴うSSに対するエコーガイド下大唾液腺コアニードル生検は，全例で実用的な結果が得られ，手術的生検を避けることができた（ D ）．

1本の後ろ向きコホート研究[9)]で，口唇腺所見陽性/陰性の間で，生存期間に有意差はなかった．1本の前向きコホート研究[10)]で，Focus・細胞浸潤・線維化は耳下腺と口唇腺で同等だったが，耳下腺生検は悪性リンパ腫の検出に有用である可能性が示された．1本の症例集積研究[19)]で，口唇腺生検陰性例では，SSの診断に耳下腺生検が有用である可能性が示された．1本の前向きコホート研究[11)]で，安静時唾液分泌量とpSSの臨床所見，免疫学的所見に明らかな関連は認めなかった．1本の横断研究[13)]で，口唇唾液腺の線維化はvan Bijsterveld score，口唇唾液腺のFSと有意な正の相関を認めた．1本の後ろ向きコホート研究[4)]では，唾液分泌量，臨床的口腔乾燥スコア，超音波検査（US）スコアは，SS患者と比較して，リンパ腫を合併したSS患者では有意に悪化していた（ D ）．

3本の横断研究[14,15,18)]でガムテストの学習効果が報告された．4本の研究[7,9,10,19)]で，口唇腺生検の合併症は0〜9.75%と報告され，1本の症例集積研究[19)]で耳下腺生検の合併症は0%，1本の前向きコホート研究[10)]で耳下腺生検後一過性の感覚低下が26%と報告された．1本の前向きコホート研究[3)]で処置後1週間，6か月時点での感覚異常，疼痛は口唇唾液腺生検よりも耳下腺生検のほうが有意に疼痛スコアが高かったが，12か月時点では有意差はなかった．1本の後ろ向きコホート研究[1)]で，エコーガイド下大唾液腺コアニードル生検後観察期間を通して合併症を認めた症例はなかった（ D ）．

2本の研究[8,17)]で，SSの診断に対するドライマウスの感度77〜87%，特異度6.6〜14%であり，SSの診断における特異度は低かった．1本の横断研究[16)]で，pSSでは口唇腺生検のgradeはシアログラフィと有意に関連したが，口唇腺生検のgradeとドライマウス・サクソンテストは有意な関連はなかった．1本の前向きコホート研究[11)]で，安静時唾液分泌量とpSSの臨床所見に関連はなかった．1本の後ろ向きコホート研究[4)]で，唾液分泌量と臨床的口腔乾燥スコアは有意な相関が認められた．1本の前向きコホート研究[2)]で，無刺激唾液分泌量（カットオフ≦0.1 mL/分）に対する主観的口腔乾燥症状の感度は91%，特異度は9%であった（ D ）．

以上より，ガムテスト，安静時唾液分泌量，サクソンテスト，口唇腺生検，耳下腺生検はいずれもSSの診断率の向上に寄与すると考えられる．口唇腺生検陰性例では，SSの診断に耳下腺生検が有用である可能性が示されている．治療方針の決定において，口唇腺生検は唾液腺組織の採取率が良好であり，SSの腺外病変，非ホジキンリンパ腫発症の予測因子にもなりえるため，有用と考えられる．大唾液腺の腫瘍またはびまん性腫大を伴うSSに対するエコーガイド下大唾液腺コアニードル生検は，悪性リンパ腫の診断を含めて有用な結果が得られ，安全性も高く手術的生検を避けることができる可能性がある．SSの病態把握において，耳下腺生検と口唇腺生検は同等の所見が得られるが，悪性リン

パ腫の検出には耳下腺生検が有用と考えられる．また，唾液分泌量，臨床的口腔乾燥スコア，US スコアは，リンパ腫を合併した SS 患者では悪化する可能性があり，留意が必要である．検査に伴う有害事象は，口唇腺生検と耳下腺生検で同等であり，比較的安全と考えられるが，処置後早期の感覚異常，疼痛は口唇腺生検よりも耳下腺生検のほうが疼痛スコアが高い可能性が示されている．ガムテストに関しては，実施時に学習効果を考慮する必要がある．口腔乾燥症状は，SS の診断における特異度は低く，口唇腺生検との相関も明らかではないが，唾液分泌量とは関連する可能性がある．

引用文献リスト

採用論文

1) Baer AN, Grader-Beck T, Antiochos B, et al.：Ultrasound-guided biopsy of suspected salivary gland lymphoma in Sjögren's syndrome. Arthritis Care Res（Hoboken）2021；73：849-855.

2) Lacombe V, Lacout C, Lozac'h P, et al.：Unstimulated whole saliva flow for diagnosis of primary Sjögren's syndrome：time to revisit the threshold? Arthritis Res Ther 2020；22：38.

3) Delli K, Dagal EF, Bootsma H, et al.：Patient-reported change of sensibility and pain after parotid and labial gland biopsyapplied for primary Sjögren's syndrome diagnostics：one-year follow-up study. Clin Exp Rheumatol 2018；36 Suppl：173-176.

4) Jazzar A, Manoharan A, Brown JE, et al.：Predictive value of ultrasound scoring in relation to clinical and histologicalparameters in xerostomia patients. Oral Dis 2019；25：150-157.

5) Wicheta S, Van der Groen T, Faquin WC, et al.：Minor salivary gland biopsy-an important contributor to the diagnosis of Sjögren's syndrome. J Oral Maxillofac Surg 2017；75：2573-2578.

6) Risselada AP, Kruize AA, Goldschmeding R, et al.：The prognostic value of routinely performed minor salivary gland assessmentsin primary Sjögren's syndrome. Ann Rheum Dis 2014；73：1537-1540.

7) Lida Santiago M, Seisdedos MR, García Salinas RN, et al.：Frequency of complications and usefulness of the minor salivary gland biopsy. Reumatol Clin 2012；8：255-258.

8) Shiboski SC, Shiboski CH, Criswell L, et al.：American College of Rheumatology classification criteria for Sjögren's syndrome：a data-driven, expert consensus approach in the Sjögren's International Collaborative Clinical Alliance cohort. Arthritis Care Res（Hoboken）2012；64：475-487.

9) Teppo H, Revonta M.：A follow-up study of minimally invasive lip biopsy in the diagnosis of Sjögren's syndrome. Clin Rheumatol 2007；26：1099-1103.

10) Pijpe J, Kalk WW, van der Wal JE, et al.：Parotid gland biopsy compared with labial biopsy in the diagnosis of patients with primary Sjögren's syndrome. Rheumatology（Oxford）2007；46：335-341.

11) Rosas J, Ramos-Casals M, Ena J, et al.：Usefulness of basal and pilocarpine-stimulated salivary flow in primary Sjögren's syndrome. Correlation with clinical, immunological and histological features. Rheumatology（Oxford）2002；41：670-675.

12) Chiu YH, Szu-Hsien Lee T, Chao E, et al.：Application of classification criteria of Sjögren's syndrome in patients with sicca symptoms：Real-world experience at a medical center. J Formos Med Assoc 2020；119：480-487.

13) Leehan KM, Pezant NP, Rasmussen A, et al.：Minor salivary gland fibrosis in Sjögren's's syndrome is elevated, associated with focus score and not solely a consequence of aging. Clin Exp Rheumatol 2018；36 Suppl：80-88.

14) 後藤　聡, 他：シェーグレン症候群の診断における唾液分泌量測定法としてのガムテストの検討. 日口腔粘膜会誌 2002；8：20-28.

15) 後藤　聡, 他：乾燥症とシェーグレン（6）唾液分泌量から診断する口腔乾燥とシェーグレン症候群―ガム試験および安静時唾液を用いて. 医薬ジャーナル 2003；39：2366-2369.

16) Nakamura H, Kawakami A, Iwamoto N, et al. A single centre retrospective analysis of AECG classification criteria for primary Sjögren's syndrome based on 112 minor salivary gland biopsies in a Japanese population. Rheumatology（Oxford）2010；49：1290-1293.

17) Yazisiz V, Avci AB, Erbasan F, et al.：Diagnostic performance of minor salivary gland biopsy, serological and clinical data in Sjögren's syndrome：a retrospective analysis. Rheumatol Int 2009；29：403-409.

18) Gotoh S, Watanabe Y, Fujibayashi T：Validity of stimulated whole saliva collection as a sialometric evaluation for diagnosing Sjögren's syndrome. Oral Surg Oral Med Oral Pathol Oral Radiol Endod 2005；99：299-302.

19) McGuirt WF Jr, Whang C, Moreland W：The role of parotid biopsy in the diagnosis of pediatric Sjögren syndrome. Arch Otolaryngol Head Neck Surg 2002；128：1279-1281.

コラム1

口唇生検をどういうときにすべきか

　口唇生検は，1999年旧厚生省診断基準においても2016年米国リウマチ学会/欧州リウマチ学会分類基準においても採用されている．しかし，下口唇に局所麻酔を施行し小唾液腺採取を行う侵襲を伴う手技であるため，わが国で行った二次サーベイ[1]では施行率40%に留まっている．唾液腺エコーなどの画像診断が，わが国の診断基準に採用されていないことを考えると，口唇生検による病理学的な評価の重要性は高いと考えられる．

　特に口腔検査，眼科検査，抗Ro/SS-A, La/SS-B抗体のうち一項目のみ陽性の場合は，確定診断のために必要となるため，局所麻酔アレルギーなどがなければ施行することを推奨する．注意すべきは4 mm^{2}あたり1 focus（50個以上のリンパ球浸潤）以上であることが診断の条件となっており，1977年の厚生省研究班による診断基準にあった「小葉内」あたりではない点である．これは欧米のChisholmとMasonらが導管周囲に4 mm^{2}あたり1 focusのリンパ球浸潤があるものをgrade 3とした報告[2]を1999年基準にも採用した結果と考えられる．

　口唇生検における二次濾胞構造の出現は，高疾患活動性，低補体，クリオグロブリン血症と並んで悪性リンパ腫のリスク因子となる可能性も想定されている[3]．

　また，唾液腺におけるリンパ上皮性病変（lymphoepithelial lesion：LEL）がmucosa-associated lymphoid tissue（MALT）リンパ腫の母地となるうるため，口唇生検を行う意義があると考える．このため，疾患活動性の高い患者や低補体を有する例ではリンパ腫リスクが高いと考えて，LELや異所性二次濾胞の出現を確認するうえでも可能な限り口唇生検を施行することが望ましい．

（中村英樹）

文献

1) Tsuboi H, Asashima H, Takai C, et al.：Primary and secondary surveys on epidemiology of Sjögren's syndrome in Japan. Mod Rheumatol 2014；24：464-470.
2) Chisholm DM, Mason DK：Labial salivary gland biopsy in Sjögren's disease. J Clin Pathol 1968；21：656-660.
3) Theander E, Vasaitis L, Baecklund E, et al.：Lymphoid organisation in labial salivary gland biopsies is a possible predictor for the development of malignant lymphoma in primary Sjögren's syndrome. Ann Rheum Dis 2011；70：1363-1368.

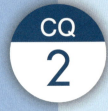

診断，治療方針の決定に有用な眼科検査は何か

推奨提示

推奨文
①SS の診断，治療方針の決定に有用な検査としては，シルマーテスト，BUT，フルオレセイン染色を推奨する．
②SS の診断，治療方針の決定に有用な検査としては，ローズベンガル染色，リサミングリーン染色も提案する．

推奨の強さ　①強い：「実施する」ことを推奨する
　　　　　　　②弱い：「実施する」ことを提案する

エビデンスの強さ　①D（非常に弱い）
　　　　　　　　　　②D（非常に弱い）

費用対効果の観点からの留意事項　評価未実施

推奨作成の経過

　本 CQ のアウトカムとして，シェーグレン症候群（Sjögren's syndrome：SS）の診断率の向上，治療方針の決定，治療の早期開始，病態の把握，有害事象が挙げられていたが，本推奨では眼科医にコンセンサスが得られている日常臨床で汎用されているドライアイの検査方法に重点をおき，有用性を検討した．

　シルマーテスト（Shirmer test）と涙腺層破壊時間（BUT）は 4 本，ローズベンガル染色とフルオレセイン染色は 2 本，リサミングリーン染色については 1 本の観察研究が抽出された．非 SS に比べ，SS で所見が有意に増悪することが示されていたが，観察研究のみで，エビデンスの総括は エビデンスの強さ D（非常に弱い） であり，明確なエビデンスは存在しなかった．ストリップメニスコメトリー（strip meniscometry），実用視力検査，涙腺生検に関して，システマティックレビュー（SR）の対象となる論文はなかった．

　現在わが国では，リサミグリーンの入手が困難であり，ローズベンガル染色も自家調剤の必要性や細胞毒性の問題がある．以上より，SS の診断率の向上，病態の把握に有用な検査としてはシルマーテスト，BUT，フルオレセイン染色（イエローフィルター併用）を推奨する．ローズベンガル染色，リサミグリーン染色を提案することと判断した．

　また，シルマーテストの侵襲性や刺激感等の日常診療で遭遇する有害事象については，今回の検討では報告が得られず不明である．眼科検査が治療方針の決定，治療の早期開始に資するか，あるいは眼科検査の有害事象に関してはエビデンスに乏しく，本推奨における今後の課題である．

SR レポートのまとめ

　SS の眼科検査では，シルマーテスト，BUT は 4 つの観察研究[1,3,5,6]，ローズベンガル染色[2,4]，フル

オレセイン染色[1,3]は 2 つの観察研究，リサミングリーン染色は 1 つの観察研究[6]において，非 SS に比べ，SS で所見が有意に増悪することを示した報告を認めた．これらの検査が SS における診断率の向上，病態の把握に有用である可能性が示唆された（D）．

一方，6 つの観察研究いずれにおいても，治療方針の決定，治療の早期開始，有害事象は未検討だった[1~6]．また，ストリップメニスコメトリー，実用視力検査，涙腺生検に関して，SR の対象となる論文はなかった．

以上の結果から，エビデンスは弱いが，シルマーテスト，BUT，ローズベンガル染色，リサミングリーン染色，フルオレセイン染色は SS における診断率の向上，病態の把握に有用である可能性が示唆された．眼科検査が治療方針の決定，治療の早期開始に資するか，あるいは眼科検査の有害事象に関してはエビデンスに乏しく，今後の検討が必要である．

引用文献リスト

採用論文

1) Garcia DM, Reis de Oliveira F, Módulo CM, et al.：Is Sjögren's syndrome dry eye similar to dry eye caused by other etiologies? Discriminating different diseases by dry eye tests. PLoS One 2018；13：e0208420.
2) Versura P, Frigato M, Cellini M, et al.：Diagnostic performance of tear function tests in Sjögren's syndrome patients. Eye 2007；21：229-237.
3) Whitcher JP, Shiboski CH, Shiboski SC, et al.：A simplified quantitative method for assessing keratoconjunctivitis sicca from the Sjögren's syndrome International Registry. Am J Ophthalmol 2010；149：405-415.
4) Mizuno Y, Yamada M, Miyake Y：Association Between Clinical Diagnostic Tests and Health-Related Quality of Life Surveys in Patients with Dry Eye Syndrome. Jpn J Ophthalmol 2010；54：259-265.
5) Wakamatsu TH, Sato EA, Matsumoto Y, et al.：Conjunctival in vivo confocal scanning laser microscopy in patients with Sjögren syndrome. Invest Ophthalmol Vis Sci 2010；51：144-150.
6) Qiu X, Gong L, Lu Y, et al.：The diagnostic significance of Fourier-domain optical coherence tomography in Sjögren syndrome, aqueous tear deficiency and lipid tear deficiency. Acta Ophthalmol 2012；90：359-366.

コラム2

眼科検査についての実情
—分類基準に含まれる検査と実施している検査の違いなど

　最近の眼科の実臨床では，角結膜上皮障害の評価については，診断基準にあるローズベンガル染色に代わり，細隙灯顕微鏡灯の観察にブルーフリーフィルター（イエローフィルター）を併用してフルオレセイン染色で評価することが多い.

　その背景には，フルオレセイン染色による角結膜の観察方法の変化，シェーグレン症候群（Sjögren's syndrome：SS）の主たる眼所見であるドライアイの考え方や診断基準がこの数十年間に変化したことにある.

　フルオレセイン染色では結膜上皮障害の観察は難しいとされていた. しかし，細隙灯顕微鏡で観察時にブルーフリーフィルター（イエローフィルター）を用いることで，角膜のみならず結膜上皮障害も詳細な観察が可能となった[1]. さらに，ローズベンガルやリサミングリーンは結膜上皮障害の観察に有用であるが，わが国で入手が困難なことから，SS の診断時にも，ブルーフリーフィルター（イエローフィルター）を併用したフルオレセイン染色での観察時に評価が代用されるようになった.

　また，数十年前は，ドライアイは涙液量の低下とそれに伴う角結膜上皮障害という考え方であった. その後，ドライアイのコア・メカニズムは涙液層の安定性の低下という概念に変化し，ドライアイの診断に角結膜上皮障害は必須でなくなった.『日本のドライアイの定義と診断基準の改訂（2016 年版）』では，「ドライアイは，さまざまな要因により涙液層の安定性が低下する疾患であり，眼不快感や視機能異常を生じ，眼表面の障害を伴うことがある」と定義された[2].

　フルオレセイン染色下の開瞼後の涙液層の動態と破壊パターン（breakup pattern：BUP）から，涙液量の減少によるか類推できることが知られてきた[3]. しかし，涙液量の評価にはシルマーテストⅠ法が簡便でスクリーニングに適している. Ⅰ法以外のシルマーテストの併用により，さらに涙液分泌の状態を評価できる. Ⅰ法で少なかった側の鼻粘膜をベビー綿棒®で刺激するシルマーテストⅡ法（鼻刺激シルマーテスト）は，涙腺からの反射性分泌の予備能力を反映し，重症度の類推に役立つ[4]. 一方，0.5% フルオレセインナトリウム含有の 0.4% オキシブプロカイン塩酸塩 10 μL をマイクロピペットで点眼し，シルマーテストを行う涙液クリアランステストは，涙点閉鎖による見かけ上のシルマーテストⅠ法の偽陰性例の検出に有用である[5].

📖 文献

1) 大野建治：検査法 11. フルオレセイン染色とブルーフリー フィルターによる前眼部の診かた. ＜特集：前眼部疾患と病変の診かた＞. 眼科 2005；47)：1451-1456.
2) ドライアイ研究会ほか：日本のドライアイの定義と診断基準の改訂（2016 年版）. あたらしい眼科 2017；34：309-313.
3) 島崎　潤：ドライアイ診療ガイドラインの読み方. ドライアイ研究会診療ガイドライン作成委員会：ドライアイ診療ガイドライン. 日眼会誌 2019；123：489-592.
4) Tsubota K：The importance of the Schirmer test with nasal stimulation. Am J Ophthalmol 1991；111：106-108.
5) 小野眞史，吉野健一，坪田一男ほか：涙液のクリアランステスト. 臨床眼科 1991；45：1143-1147.

（篠崎和美）

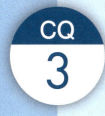

予後に影響する腺外病変にはどのようなものがあるか

推奨提示

推奨文
- 予後に影響する特定の腺外病変は明らかではないが，腺外病変の存在は予後に影響するリスク因子であることを提案する．

推奨の強さ　弱い：「実施する」ことを提案する
エビデンスの強さ　D（非常に弱い）
費用対効果の観点からの留意事項　評価未実施

推奨作成の経過

　予後に影響するシェーグレン症候群（Sjögren's syndrome：SS）の腺外病変は，SS の重要な臨床課題である．本 CQ のアウトカムとして生命予後の悪化，QOL の低下が挙げられ，システマティックレビュー（SR）が行われた．

　SR では，2017 年版ガイドラインで採用された 10 のコホート研究からなるメタアナリシスに基づく 1 編の報告に加え，後方視観察研究の 2 編を対象とした．SR の結果，予後に影響を与える特定の腺外病変の報告がないが，腺外病変の存在が SS の予後に関与することが示された．SR の対象報告に関しては観察時期，観察期間，治療介入に関して非一貫性が高いため，エビデンスの総括は エビデンスの強さ D：非常に弱い であった．

　本 CQ に対する推奨の作成にあたっては，特定の腺外病変が予後に与える影響について検証された報告がないため，腺外病変の存在が一次性シェーグレン症候群（pSS）の予後に関与するリスク因子として見出されたことを重要視した．

　SR では予後に影響する腺外病変の特定には至らないものの，腺外病変の存在が SS の予後に関与するリスク因子として見出されていることは知るべきであり，それを踏まえた治療計画を作成することは有用と考えられた．

SR レポートのまとめ

　10 のコホート研究からなる 1 つのメタアナリシスの文献が見出された[1]．7,888 例の pSS 患者のうち，平均フォローアップ期間 9 年の間に 682 例の死亡が検出され，pSS 患者全般における標準化死亡比（standardized mortality ratio：SMR）は 1.38（0.94〜2.01）であり，健常人と比較した場合の標準化死亡率の有意な上昇はみられなかった．主な死因は，冠動脈疾患，固型腫瘍または悪性リンパ腫，感染症であった．

　予後に関与するリスク因子として，それぞれ相対リスク（RR）と 95％信頼区間（CI）を示す．診断時の年齢（RR1.09〈95％CI 1.07-1.12〉），男性（RR 2.18〈95％CI 1.45-3.27〉），耳下腺腫脹（RR 1.81

〈95%CI 1.02-3.21〉），耳下腺シンチグラフィ異常（RR 2.96〈95%CI 1.36-6.45〉），腺外病変の存在（RR 1.77〈95%CI 1.06-2.95〉），血管炎（RR 7.27〈95%CI 2.70-19.57〉），抗 SS-B 陽性（RR 1.45〈95%CI 1.03-2.04〉），低 C3（RR 2.14〈95%CI 1.38-3.32〉），低 C4（RR 3.08〈95%CI 2.14-4.42〉），クリオグロブリン血症（RR 2.62〈95%CI 1.77-3.90〉）が見出された．特定の腺外病変による比較検討の記述はなかった．

このメタアナリシスに使用された 10 のコホート研究のうち，プロスペクティブ研究は 3 件，レトロスペクティブ研究は 7 件であり，いずれも観察コホート研究であった．観察時期および観察期間は多様で，治療介入に関しても非一貫性が高く，したがって RCT 研究のメタアナリシスと比較すると著しくバイアスリスクが高いことが想定された．

また，入院のリスク因子をみた 2 つのコホート研究が見出された[2,3]．1 つのコホート研究[2]では，pSS 163 人中 37 人が経過中入院しており，総入院件数は 79 件であった．35 件は pSS の病変に関連する入院で間質性肺炎（12 件），尿路障害（8 件），中枢神経障害（4 件），眼合併症（4 件），肺動脈性肺高血圧症（3 件），関節炎（3 件），胸水（1 件）であった．入院のリスク因子として腺外病変を有すること（オッズ比〈OR〉4.57〈95%CI 1.05-19.84〉），グルココルチコイド使用（OR 3.23〈95%CI 1.13-9.21〉）が挙げられた．個別の腺外病変はリスク因子として抽出されなかった．

もう 1 つのコホート研究[3]では pSS 170 人中 55 人経過中入院しており，総入院件数は 111 件で疾患活動性悪化による入院は 37 件（33.3%）であった．入院のリスク因子としては肝障害あり（OR 5.4〈95%CI 1.61-18.15〉），血管炎あり（OR 3.8〈95%CI 1.11-13.09〉），SSDDI（OR 1.3〈95%CI 1.01-1.66〉），抗マラリア薬未使用（OR 0.08〈95%CI 0.02-0.22〉）が抽出された．

いずれもレトロスペクティブの観察コホート研究であり，非直接性，バイアスリスク，非一貫性とも高度でありエビデンスレベルは低く，さらなる研究が必要であると考えられた．

引用文献リスト

採用論文

1) Singh AG, Singh S, Matteson EL：Rate, risk factors and causes of mortality in patients with Sjögren's syndrome：a systematic review and meta-analysis of cohort studies. Rheumatology（Oxford）2016；55：450-460.
2) Yayla ME, Şahin Eroğlu D, Uslu Yurteri E, et al.：Indications and risk factors for hospitalization in patients with primary Sjögren's syndrome：experience from a tertuary center in Turkey. Clin Rheumatol 2022；41：1457-1463.
3) Atisha-Fregoso Y, Rivera-Vicencio Y, Baños-Pelaez M, et al.：Main causes and risk factors for hospitalisation in patients with primary Sjögren's syndrome. Clin Exp Rheumatol 2015；33：721-725.

CQ 4 特徴的な皮膚病変は何か

推奨提示

推奨文

・環状紅斑と皮膚血管炎が特徴的な皮膚病変であることを提案する.

推奨の強さ　弱い：「実施する」ことを提案する

エビデンスの強さ　C（弱い）

費用対効果の観点からの留意事項　評価未実施

推奨作成の経過

皮膚病変は，ESSDAI において疾患活動性と関連する 12 の臓器病変（領域）の 1 つである．合併頻度は高くないが，病型が多彩であり，シェーグレン症候群（Sjögren's syndrome：SS）の重要な臨床課題である．本 CQ のアウトカムとして診断感度の向上，診断特異度の向上，重症度判定，予後予測が挙げられていたが，本 CQ に対する推奨の作成にあたっては，診断や疾患活動性・重症度の評価の向上に寄与しうることを重要視した.

システマティックレビュー（SR）では，2017 年度版ガイドラインで採用された論文に 2 つのコホート研究を追加し，合計 3 論文を対象とした．SR の結果，SS に特徴的な皮膚病変としては，環状紅斑と皮膚血管炎があげられ エビデンスの強さ A（強），そのほか皮膚乾燥，凍瘡，日光過敏 エビデンスの強さ C（弱）であった．2017 年版ガイドラインで採用した EULAR-SS Task Force recommendation を含むが，その他 3 つはコホート研究であり，感度，特異度の記載が乏しいため，エビデンスの総括は C であった．推奨作成にあたって，エビデンスの強さを考慮して環状紅斑と皮膚血管炎のみの記載とすることが適切と判断した.

SS の診断や病態把握のために特徴的な皮膚病変を知ることは有用と考える．特徴的な病変の 1 つとして血管炎を含めたため，病理組織学的所見が重要となるが，診断のための皮膚生検の実施については侵襲性や費用の増加で患者（家族）の意向はばらつくと考えられる.

SR レポートのまとめ

2017 年版では SS に特徴的な皮膚病変として，環状紅斑と皮膚血管炎が挙げられている[1]．環状紅斑は SS 患者の 9% にみられ，出現部位は顔面（81%），上腕（34%），体幹（12%），頸部（25%），下肢（16%），播種性（11%）である．組織学的所見では，血管周囲リンパ球浸潤（100%），傍上衣リンパ球浸潤（60%），蛍光抗体法陽性（57%），表皮変化（29%）がみられる.

皮膚血管炎は SS 患者の 10% にみられ，臨床的形態としては皮膚紫斑（88%），皮膚潰瘍（9%），蕁麻疹様血管炎（7%）を呈する．組織学的所見では白血球破砕性血管炎（90%），リンパ球性血管炎（2%），毛細血管炎（2%），微小血栓（2%），壊死性血管炎（4%）がみられる.

2017 年版以降に発表された論文には，フランスから ESSDAI に含まれている病変とそれ以外の病変について，3 本のコホート研究を対象とした報告がある[2]．ESSDAI 評価項目である皮膚病変（多型紅斑，蕁麻疹様血管炎，紫斑を含むびまん性皮膚血管炎または血管炎関連潰瘍）は 4.1〜6.4% に認めた．ESSDAI 評価項目以外では，フランスのコホート研究では皮膚乾燥が 48.2% と最も高率であった．

　日本の単一施設から 41 例を対象とした報告[3]があるが，皮膚科を受診した一次性 SS（pSS）症例が対象とされており，バイアスリスクは高度と考えられた．エビデンスレベルは高くないが，凍瘡（41.5%），日光過敏（36.6%）の順で認められたとされる．

　以上より，pSS に特徴的な皮膚病変としては，環状紅斑と皮膚血管炎が挙げられ A ，そのほか皮膚乾燥，凍瘡，日光過敏 C と考えられた．

引用文献リスト

採用論文

1) Ramos-Casals M, Brito-Zerón P, Seror R, et al.：Characterization of systemic disease in primary Sjögren's syndrome：EULAR-SS Task Force recommendations for articular, cutaneous, pulmonary and renal involvements. Rheumatology 2015；54：2230-2238.
2) Villon C, Orgeolet L, Roguedas AM, et al.：Epidemiology of cutaneous involvement in Sjogren syndrome：data from three French pSS populations（TEARS, ASSESS, diapSS）. Joint Bone Spine 2021；88：105162.
3) 濱崎洋一郎：皮膚科医が診る Sjoegren 症候群．日臨皮会誌 2016；33：483-491.

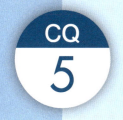

CQ 5 特徴的な腎病変は何か

推奨提示

推奨文
- 尿細管間質性腎炎・尿細管性アシドーシス，ついで糸球体腎炎が特徴的な腎病変であることを提案する．

推奨の強さ　弱い：「実施する」ことを提案する
エビデンスの強さ　C（弱）
費用対効果の観点からの留意事項　評価未実施

推奨作成の経過

　腎病変は，ESSDAIにおいて疾患活動性と関連する12の臓器病変（領域）の1つである．合併頻度は高くないものの，罹患者の腎予後，QOLに影響し，シェーグレン症候群（Sjögren's syndrome：SS）の重要な臨床課題である．本CQのアウトカムとして，診断感度の向上，診断特異度の向上，重症度判定，予後予測が挙げられていたが，本CQに対する推奨の作成に当たっては，診断や疾患活動性・重症度の評価の向上に寄与しうることを重要視した．

　システマティックレビュー（SR）では2017年版ガイドラインで採用された論文に3つの論文を追加し，合計4論文を対象とした．SRの結果，SSに特徴的な腎病変として，尿細管間質性腎炎（TIN）・尿細管性アシドーシス（RTA）と糸球体腎炎（GN）が挙げられた．論文にはEULAR-SS Task Force recommendationを含むが，その他の3つはコホート研究であり，エビデンスの総括は **エビデンスの強さC（弱）** であった．

　SSの診断や病態把握のため特徴的な腎病変を知ることは有用と考える．SRレポートでは「SSに特徴的な腎病変として尿細管間質性腎炎・尿細管性アシドーシスと糸球体腎炎が挙げられる」と記されているが，1つの観察研究を除き，両者の頻度に2倍以上の差があるため，表記の推奨文のように「ついで」という文言を付すこととした．

　診断のための尿検査や採血検査は侵襲性は乏しく，患者（家族）の意向にばらつきは少ないと思われるが，腎生検の実施については侵襲性やコストの増加を勘案すると患者（家族）の意向はばらつくと考えられる．

SRレポートのまとめ

　SSの腺外病変に関して，EULAR-SS Task Force recommendation[1]，3本のコホート研究[2〜4]を採用した．EULAR-SS Task Force recommendation[1]では，SSに特徴的な腎病変として，TIN・RTAとGNが挙げられた．

　TIN・RTAの有病率は9％で，RTAの分類ではType I（distal RTA）が97％，Type II（proximal RTA/

Fanconi 症候群）が 3% とほとんどが Type I であった．臨床症候では低カリウム性周期性四肢麻痺（69%），腎性疝痛（12%），X 線上の腎石灰化像（17%），骨軟化症（13%），多尿症・多飲症（4%）を呈し，腎不全（Cr＞1.3 mg/dL）は 24% にみられた．組織学的には尿細管間質性腎炎（94%）が大半を占めた．GN の有病率は 4% で，臨床症候では浮腫・ネフローゼ症候群（22%），検査値異常（78%）で，検査値異常の内訳は，腎不全（Cr＞1.3 mg/dL）が 50%，蛋白尿（0.5～1 g/24h：11%，1～1.5 g/24h：19.5%，＞1.5 g/24h：69.5%），血尿（51%）であった．組織学的所見では，膜性増殖性 GN（38%），メサンギウム増殖性 GN（23%），巣状分節状 GN（17%），半月体形成性急速進行性 GN（7%），IgA 腎症（6%），糸球体硬化症（2%），微小変化群（2%），菲薄基底膜性腎症（1%），特定できないもの（2%）がみられた．

　4 本の観察研究のうち文献 2）では 95 人の腎病変を伴う一次性 SS（pSS）を対象とした．腎機能障害が全体の 86.3%（CKD 54.7%，AKI 31.6%）に認められ，ついで蛋白尿 26.3%，電解質異常 17.9%（アシドーシス，低カリウム血症），腎石症 9.5% および腎石灰化 5.3% がみられた．組織学的所見では 97.9%（93/95 例）で TIN が検出され，76.8%（73/95 例）は孤立した TIN であった．糸球体病変は 23.2%（22/95 例）に認められ，20/22 例では間質性細胞浸潤を伴っていた．糸球体病変は，ポリクローナル型クリオグロブリン血症関連膜性増殖性糸球体腎炎が 8 例，その他の糸球体病変が 14 例に認められた（クリオグロブリン血症：9%，巣状分節性糸球体硬化症：5%，膜性腎症：4%，微小変化型：2%，その他：3%）．

　文献 3）では pSS 1,002 人を対象とし，腎障害を認めた患者は 162 例（16.17%）であった．症候として，顔面浮腫（8.6%），両下腿浮腫（25.9%），低尿酸血症（2.5%），頻尿（6.2%），尿意切迫感（4.3%），血尿（0.6%），利尿（1.2%），夜間頻尿（18.5%），尿細管間質性腎炎（3.7%），尿細管アシドーシス（7.4%）がみられた．

　文献 4）では pSS 2,096 例中，生検により腎臓病と診断された患者は 103 人であり，有病率は 4.9% であった．組織学的所見では，103 人の腎症のうち 53 人（51.5%）で TIN 病変がみられ，TIN 病変 53 人のうち 38 人（71.7%）にリンパ球の局所浸潤が認められた．GN 病変は 103 人中 50 人（48.5%）に認められた．GN 病変のパターンは，膜性腎症（37 人，35.9%），メサンギウム増殖性糸球体腎炎（6 人，5.8%）または IgA 腎症（3 人，2.9%），微小変化型（4 人，3.9%）および巣状分節性糸球体硬化症（3 人，2.9%）などであった．臨床症候としては，RTA（58 人，56.3%），蛋白尿（53 人，51.5%），血尿（41 人，39.8%），低カルシウム血症（49 人，47.6%），低カリウム血症（41 人，39.8%）であった．

　このように pSS に特徴的な腎病変が報告されている（ C ）．

引用文献リスト

採用論文

1）Ramos-Casals M, Brito-Zerón P, Seror R, et al.：Characterization of systemic disease in primary Sjögren's syndrome：EULAR-SS Task Force recommendations for articular, cutaneous, pulmonary and renal involvements. Rheumatology（Oxford）2015；54：2230-2238.

2）Jasiek M, Karras A, Le Guern V, et al.：A multicentre study of 95 biopsy-proven cases of renal disease in primary Sjogren's syndrome. Rheumatology（Oxford）2017；56：362-370.

3）Luo J, Huo Y-W, Wang J-W, et al.：High-risk indicators of renal involvement in primary Sjogren's syndrome：A clinical study of 1002 cases. J Immunol Res 2019；3952392.

4）Yang H-X, Wang J, Wen Y-B, et al.：Renal involvement in primary Sjogren's syndrome：A retrospective study of 103 biopsy-proven cases from a single center in China. Int J Rheum Dis 2018；21：223-229.

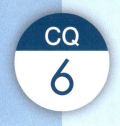

特徴的な末梢神経障害は何か

推奨提示

推奨文
- 特徴的な末梢神経障害の障害部位は，多発性神経障害，脳神経障害，ついで多発性単神経炎であることを，また症候は，純粋感覚性ニューロパチー，軸索性感覚運動多発ニューロパチーであることを提案する．

推奨の強さ　弱い：「実施する」ことを提案する

エビデンスの強さ　C（弱）

費用対効果の観点からの留意事項　評価未実施

推奨作成の経過

末梢神経障害は，ESSDAI において疾患活動性と関連する 12 の臓器病変（領域）の 1 つであり，係数 5 と重みづけが高く設定されている．病型が非常に多彩であり，シェーグレン症候群（Sjögren's syndrome：SS）の重要な臨床課題である．本 CQ のアウトカムとして，診断感度の向上，診断特異度の向上，重症度判定，予後予測が挙げられていたが，本 CQ に対する推奨の作成に当たっては，診断や疾患活動性・重症度の評価の向上に寄与しうることを重要視した．

システマティックレビュー（SR）では 2017 年版ガイドラインで採用された論文に 4 つの論文を追加し，合計 5 論文を対象とした．SR の結果，障害部位として多発性神経障害，脳神経障害，多発性単神経炎が示された．また，症候として純粋感覚性ニューロパチー，軸索性感覚運動多発ニューロパチーも示された．いずれもコホート研究であり，エビデンスの総括は **エビデンスの強さ C（弱）** であった．

末梢神経障害の分類が論文により異なるため，特徴的な末梢神経障害を障害部位と症候に分けて推奨を作成した．また，頻度の違いを考慮し（多発性神経障害，脳神経障害は多発性単神経炎に比べそれぞれ約 3 倍，2 倍以上高い頻度），推奨において各病態は並列的に列挙せず，多発性神経障害，脳神経障害の後に「ついで」を挿入して多発性単神経炎を表記することとした．適切な病状評価・病態把握につながる点が患者にとって好ましい効果であり，患者にとって好ましくない効果の要素は乏しいと考えられた．

診断のための神経伝導速度検査や血液検査などは侵襲性が低く，患者（家族）の意向にばらつきは少ないと思われるが，神経生検の実施については侵襲性や費用の増加などを勘案すると患者（家族）の意向はばらつくと考えられる．

SR レポートのまとめ

SS の腺外病変に関する疫学的研究はほとんど報告がなく，末梢神経障害に関する RCT，SR，メタ

アナリシスは1件も見出されなかった．2017年版では末梢神経障害の種類と頻度に言及しているGonoらの報告が唯一見出されたので採用した[1]．1992年から2008年に単一施設で収集された後ろ向きコホート観察研究において，末梢神経障害は17/32例（53%）にみられた．内訳は，脳神経障害41%（視神経炎18%，三叉神経痛12%，顔面神経麻痺6%，舌咽および反回神経麻痺6%），多発性神経炎53%（感覚神経障害のみ47%，運動・感覚神経障害6%），多発単神経炎18%（運動・感覚神経障害12%，感覚神経障害のみ6%）であった．

　これらの原因病態として，脳神経障害のうち視神経炎では抗AQ4抗体関連脊髄視神経炎（neuromyelitis optica：NMO），三叉神経痛ではガッセル神経節神経炎，運動神経麻痺（視神経・顔面神経・舌咽神経・反回神経）では血管炎が考慮される．多発性神経炎のうち感覚神経障害のみの場合は神経節神経炎，後根神経節の小型ニューロンに対する選択的抗体，運動-感覚神経障害では末梢神経，神経根，神経幹における血管炎が考慮される．多発単神経炎ではクリオグロブリン血症などによる血管炎が考慮される．また自律神経障害ではコリン作動性節後線維の神経伝達と反応する抗M3R抗体，神経節神経炎，自律神経およびガングリオンにおける血管炎が考慮される．

　単施設の後ろ向きコホート観察研究であり，バイアスリスクは高度，非一貫性は高度，非直接性は中等度と考えられた．エビデンスレベルは低いが，このような疫学的検討はほかにみられず，将来はさらに大きい前向きコホート研究による症例集積を要する．2017年以降の疫学研究は過去のものと比較して評価人数が多いものの，エビデンスレベルの高い報告がなかった．

　イタリアの1,695例の一次性SS（pSS）を対象としたコホート研究において，末梢神経障害有病率は3.7%であった[2]．最多は純粋感覚性ニューロパチー（1.5%）と軸索性感覚運動多発ニューロパチー（2.1%）であった[2]．末梢神経障害を有する例では，86%が抗SS-A/Ro抗体もしくは抗SS-B/La抗体陽性で[3]，臓器病変，クリオグロブリン血症を有意に高頻度に合併しており，免疫抑制薬の投与頻度が高かった[2]．知覚神経障害に対する治療は，グルココルチコイド＋免疫抑制薬（MMFなど）が有効であり，免疫グロブリン大量療法の効果は乏しかったとされる[4]．pSSに認められる小線維ニューロパチーは特発性と比べて灼熱感が少なく，綿の上を歩く感覚を多く認めた[5]．

引用文献リスト

採用論文

1) Gono T, Kawaguchi Y, Katsumata Y, et al.：Clinical manifestations of neurological involvement in primary Sjögren's syndrome. Clin Rheumatol 2011；30：485-490.

2) Cafaro G, Perricone C, Carubbi F, et al.：Peripheral nervous system involvement in Sjögren's syndrome：analysis of a cohort from the Italian Research Group on Sjögren's Syndrome. Frontier Immunol 2021；12：615656.

3) Sireesha Y, Kanikannan MA, Pyal A, et al.：Patterns of peripheral neuropathy in Sjogren's syndrome in a tertiary care hospital from south India. Neurology India 2019；67：S94-S99

4) Pereira PR, Viala K, Maisonobe T, et al. Sjögren sensory neuronopathy（Sjögren ganglionopathy）：long-term outcome and treatment response in a series of 13 cases. Medicine 2016；95：e3632.

5) Zouari HG, Wahab A, Tin SNW, et al.：The Clinical features of painful small-fiber neuropathy suggesting an origin linked to primary Sjögren's syndrome. Pain Pract 2019；19：426-434.

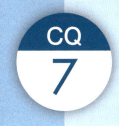

特徴的な中枢神経障害は何か

推奨提示

推奨文
①特徴的な中枢神経障害の病態は，脳症，無菌性髄膜炎，脳白質・脊髄病変であることを提案する．
②頻度の高い症状として，頭痛，認知障害，気分障害を，また，Parkinson 病，Alzheimer 病などの認知症も提案する．

推奨の強さ　①弱い：「実施する」ことを提案する
　　　　　　　②弱い：「実施する」ことを提案する

エビデンスの強さ　①C（弱）
　　　　　　　　　　②C（弱）

費用対効果の観点からの留意事項　評価未実施

推奨作成の経過

　中枢神経障害は末梢神経障害に比べ頻度は低いが，ESSDAI において疾患活動性と関連する 12 の臓器病変（領域）の 1 つであり，係数 5 と重みづけが高く設定されている．末梢神経障害と同様に，病型が非常に多彩であり，シェーグレン症候群（Sjögren's syndrome：SS）の重要な臨床課題である．本 CQ のアウトカムとして，診断感度の向上，診断特異度の向上，重症度判定，予後予測が挙げられていたが，本 CQ に対する推奨の作成に当たっては，診断や疾患活動性・重症度の評価の向上に寄与しうることを重要視した．

　システマティックレビュー（SR）では 2017 年版ガイドラインで採用された論文に 7 つの論文を追加し，合計 9 論文を対象とした．SR の結果，病態として脳症，無菌性髄膜炎，脳白質・脊髄病変が示された．また，症状として頭痛，認知障害，気分障害，Parkinson 病，Alzheimer 病などの認知症も示された．1 つのメタアナリシスを含むが，その他 8 つはいずれもコホート研究であり，人口ベースや単施設の疫学調査が主体であることから，エビデンスの総括は エビデンスの強さC（弱） であった．

　中枢神経障害の分類が論文により異なるため，特徴的な中枢神経障害を病態と症状に分けて推奨を作成した．症状は必ずしも SS に特異的なものではないため，「特徴的」とはせず「頻度の高い」という表現にとどめた．また，近年報告された Parkinson 病，Alzheimer 病などの認知症の頻度が対照群（主に非 SS 患者群）に比べ頻度が高いことについては，SS に特徴的とまでは言い難いため補足的な記載とした．適切な診断・病状評価・病態把握につながる点が患者にとって好ましい点であり，患者にとって好ましくない効果の要素は乏しいと考えられた．

　診断のための画像検査や血液検査の侵襲性は低いが，髄液検査は一定の侵襲性があり，いずれも費用は増加するため，これらの実施において患者（家族）の意向はばらつくと考えられる．

SR レポートのまとめ

SS の中枢神経障害に関する疫学的検討では 2 つのコホート研究[1,2]が見出された. いずれも非直接性は中等度, バイアスリスクと非一環性は高度であり, この CQ に対する エビデンスの強さ C（弱） と考えられた.

1992 年から 2008 年に単一施設で収集された後ろ向きコホート観察研究[1]において, 中枢神経障害は 6/32 例（19%）にみられた. 内訳は脳症（50%）, 無菌性髄膜炎（33%）, 脳白質・脊髄病変（17%）であった. これらの原因病態として, 脳炎では脳内のアセチルコリンレセプターに対する抗体が, 脳白質・脊髄病変では抗 SS-A/Ro 抗体関連血管炎と抗 AQ（aquaporin）4 抗体関連脊髄視神経炎が, 無菌性髄膜炎では髄膜細胞に対する抗体が考慮された.

一方, 2010 年から 2013 年に単一施設で一次性 SS（pSS）と診断された患者 120 例を連続登録したコホート観察研究[2]では, 81/120 例（67.5%）に何らかの中枢または末梢神経障害がみられた. 内訳は, 非巣状神経徴候が 68/81 例（84%）, 巣状神経脱落が 64/81 例（79%）にみられ, 45/81 例（53%）では末梢神経障害がみられた. 中枢神経障害は末梢神経障害と比べ高頻度（$p = 0.001$）で, 中枢神経障害のなかでは非巣状神経徴候が巣状神経脱落より多かった（$p = 0.005$）. 中枢神経障害の分布では, 頭痛が 46.9% と最も多く, 頭痛の亜型では, 前兆を伴わない頭痛 48.1%, 前兆を伴うもの 1.2%, 慢性頭痛 6.1%, 間欠的緊張性頭痛 21%, 慢性緊張性頭痛 13.8%, 薬物過量による頭痛 9.8% であった. ついで認知障害（46.9%）, 気分障害（38.3%）が続いた.

2 つのコホート研究のうち, 前者[1]では病態学的・病理組織学的分類が行われているのに対し, 後者[2]では機能障害による分類が行われており, 単純に同列に扱うことはできないが, このような臨床疫学的報告は SS においては極めて限られており, 両者を採用文献とした. 今後のさらなる症例の蓄積を要する.

2017 年以降, SS の中枢神経障害に関する研究は 6 つの観察研究と 1 つのメタアナリシスが同定された[3~9]. SS は, 一般人口と比較して Parkinson 病の頻度が有意に高いこと（オッズ比〈OR〉:1.37[3], 1.4[4]）, Alzheimer 病などの認知症の頻度が高いこと（OR:2.69[5], 1.21[6], 1.246[7]）, また小脳障害も高頻度であることが報告されている（小脳失調 0.32%[8], 1.5%[9]）.

引用文献リスト

採用論文

1) Gono T, Kawaguchi Y, Katsumata Y, et al.：Clinical manifestations of neurological involvement in primary Sjögren's syndrome. Clin Rheumatol 2011；30：485-490.

2) Morreale M, Marchione P, Giacomini P, et al.：Neurological involvement in primary Sjögren syndrome：a focus on central nervous system. PLoS One 2014；9：e84605.

3) Wu M-C, Xu X, Chen S-M, et al.：Impact of Sjögren's syndrome on Parkinson's disease：A nationwide case-control study. PLoS ONE 2017；12：e0175836.

4) Ju U-H, Liu F-C, Lin C-S, et al.：Risk of Parkinson disease in Sjögren syndrome administered ineffective immuno-suppressant therapies：A nationwide population-based study. Medicine 2019；98：e14984.

5) Liliang P-C, Liang C-L, Lu K, et al.：Population-based study suggests an increased risk of Alzheimer'sdiseade in Sjögren's syndrome. Clin Rheumatol 2018；37：935-941.

6) Chen H-H, Perng W-T, Chiou J-Y, et al.：Risk of dementia among patients with Sjogren's syndrome：A nationwide population-based cohort study in Taiwan. Semin Arthritis Rheum 2019；48：895-899.

7) Hou T-Y, Hsu H-C, Lin T-M, et al.：Higher risk of dementia in primary Sjögren's syndrome. Ann Clin Transl Neurol 2019；6：633-641.

8) Yang H, Sun Y, Zhao L, et al.：Cerebellar involvement in patients withprimary Sjögren's syndrome：diagnosis and treatment. Clin Rheumatol 2018；37：1207-1213.

9) Liampas A, Nteveros A, Parperis K, et al.：Primary Sjögren's syndrome（pSS）-related cerebellar ataxia：a systematic review and meta-analysis. Acta Neurologica Belgica 2022；122：457-463.

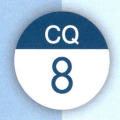

CQ 8 特徴的な肺病変は何か

推奨提示

推奨文
- 間質性肺疾患，特に非特異性間質性肺炎と気道（末梢気道）病変が特徴的な肺病変であることを提案する．

推奨の強さ　弱い：「実施する」ことを提案する
エビデンスの強さ　C（弱）
費用対効果の観点からの留意事項　評価未実施

推奨作成の経過

肺病変は，ESSDAI において疾患活動性と関連する 12 の臓器病変（領域）の 1 つであり，係数 5 と重みづけが高く設定されている．合併頻度は高く，生命予後に影響しうる腺外病変であるため，シェーグレン症候群（Sjögren's syndrome：SS）の重要な臨床課題である．本 CQ のアウトカムとして，診断感度の向上，診断特異度の向上，重症度判定，予後予測が挙げられていたが，本 CQ に対する推奨の作成に当たっては，診断や疾患活動性・重症度の評価の向上に寄与しうることを重要視した．

システマティックレビュー（SR）では 2017 年版ガイドラインで採用された論文に 6 本の論文を追加し，合計 7 論文を対象とした．SR の結果，非特異的間質性肺炎（NSIP）を中心とした間質性肺炎が示された．2 本の SR を含むが（EULAR-SS Task Force recommendations と 1 本の総説），そのほかの 5 本はいずれもコホート研究であり，エビデンスの総括は **エビデンスの強さ C（弱）** であった．

呼吸機能検査所見，high-resolution CT（HRCT）所見，病理組織学的所見を組み合わせ，間質性肺疾患（ILD），特に NSIP を特徴的な肺病変として考慮することが適切と判断した．言及している論文は少ないが，気道病変の頻度は高く，特徴的な肺病変に加えた．なお，気道病変は細気管支病変，あるいは小気道病変と記載されていたため「（末梢気道）」と付した．適切な診断・病状評価・病態把握につながる点が患者にとって好ましい効果であり，患者にとって好ましくない効果の要素は乏しいと考えられた．

診断のための画像検査の侵襲性は低いが，費用の増加の点で患者（家族）の意向にばらつきが生じ，気管支鏡検査による生検の実施については侵襲性や費用の増加などの点で患者（家族）の意向がばらつくと考えられる．

SR レポートのまとめ

SS の腺外病変に関して，EULAR-SS Task Force recommendation[1]，1 本の総説[2]，5 本のコホート研究[3〜7]を採用した．

EULAR-SS Task Force recommendation[1] では，一次性 SS（pSS）における肺病変の有病率は 795/4,897

例（16%）であった．臨床症候（$n=206$）では，呼吸困難が129例（62%），咳嗽が112例（54%），喀痰・ラ音が29例（14%），胸痛が11例（5%），発熱が7例（2%）であった．肺機能異常（$n=163$）の内訳は，拘束性換気障害104例（64%），閉塞性換気障害34例（21%），その他25例（15%）であった．HRCT所見（$n=526$）の内訳は，気管支拡張症/細気管支拡張症/細気管支異常が262例（50%），すりガラス陰影/間質性変化が257例（49%），結節122例（23%），葉間胸膜肥厚119例（23%），網状陰影117例（22%），囊胞/ブラ115例（22%），浸潤影73例（14%），蜂巣肺71例（13%），非隔壁性線状/板状陰影65例（12%），モザイク様陰影35例（7%），気管支血管束肥厚/tree-in-bud所見29例（6%），気腫/air-trapping 27例（5%），胸膜肥厚/胸水26例（5%）であった．病理組織学的所見（$n=146$）の内訳は，非特異性間質性肺炎NSIP 66例（45%），細気管支炎36例（25%），通常型間質性肺炎（UIP）24例（16%），リンパ球性間質性肺炎（LIP）22例（15%），器質化肺炎（OP）11例（7%），アミロイドーシス9例（6%），リンパ腫6例（4%），非乾酪性肉芽腫4例（3%），好中球性肺炎4例（3%），囊胞性疾患2例（1%），無気肺性線維化2例（1%），間質性肺疾患2例（1%），蜂巣性変化1例（0.7%）と報告された．

　pSSに対して肺病変をHRCTで評価した論文を選択した総説[2]では，ILDの有病率は患者の約20%であり，pSS診断から1年後のILD有病率が10%，最初の5年後が20%，15年後が47%と報告された．しかし，10～51%の患者がpSS発症の数年前にILDを発症していた．HRCTの特徴に関しては，NSIPパターンが最も多く，41～45%に認められ，ついでUIPが約10%，OPが4%，LIPが4～9%であった．これらのパターンが組み合わさったものが最大で40%みられたが，そのほかにも不確定な陰影パターンを示すものもみられた．組織学的所見では，NSIPパターンが最も一般的であるが，細胞性ではなく線維性のサブタイプが大半を占めた．また小気道病変を併発することが多く，UIPは最大33%みられ，アミロイドーシス（AAサブタイプ）や悪性リンパ腫も約10%にみられた．呼吸機能検査に関しては，努力性肺活量（%FVC 72～82%）は維持されていたが，肺拡散能（%DLCO 37～54%）の低下を認めた．pSS-ILD患者の死亡のハザード比（HR）は対照群と比較し2.1～3.2であった．

　コホート研究1[3]では，pSS患者853例中，肺病変の有病率は19.34%（165/853）であった．肺病変を有するHRCTを実施された69例では，NSIPパターンが主な陰影パターンであった（$n=27$，39.1%）．次いでLIPパターンが12名（17.4%），NSIP＋LIPパターンが4名（5.8%），UIPパターンが11名（15.9%）であった．その他，OPパターン1例（1.4%），呼吸性気管支炎間質性肺疾患（RBILD）パターン1例（1.4%），不定型13例であった．最も頻度の高いHRCT所見は，線状陰影（94.2%），すりガラス影（87.0%），網状影（65.2%），胸膜浸潤（65.2%）であった．呼吸機能検査（72例実施）では拡散能の障害は74.3%にみられた．48.6%が換気機能低下，21.57%が拘束性疾患パターン，19.61%が閉塞性障害を示した．予後に関しては5年生存率は88.5%であった．

　コホート研究2[4]では，pSS-ILD患者113例のうちHRCTでNSIPパターンが61.95%，UIPパターンが23.89%であった．ベースラインの呼吸機能検査（57例）で平均%FCVは86.61%，%DLCOは54.94%，DLCO/VA%は71.28%であった．予後に関しては，3年生存率は91.15%，5年生存率は84.07%であった．ILD進行のリスク因子として，広範な肺病変（オッズ比〈OR〉：4.143，95%信頼区間〈CI〉：1.203-14.267）が挙げられた．またpSS-ILD患者における生存率低下につながる予後因子として，低蛋白血症（HR：17.758，95%CI：4.753-66.340）および広範囲の肺病変（HR：3.450，95%CI：1.419-8.390）が挙げられた．

　コホート研究3[5]ではpSS患者563例中240人（42.6%）とより多くの割合でILDが認められ，HRCTではNSIP：138例（57.5%），UIP：25（10.4%），COP：9（3.8%），LIP：7（2.9%），mixed multiple pattern：61（25%），以上の陰影パターンが特徴であり，各異常所見としては，線状陰影：105例（43.8%），grid shadow：69（28.8%），胸膜肥厚：70（29.2%），葉間胸膜肥厚：64（26.7%），すりガラス陰影：58（24.2%），蜂巣肺：34（14.2%）がみられた．呼吸機能検査では，%FVC：79.1%（43-113%），%DLCO：

73%（43-88%）であった.

　コホート研究4[6]）ではpSS患者934例中178例（19.1%）でILDを認めた．HRCTの評価ができた127例ではNSIPパターン57例（44.9%），LIPパターン26例（20.5%），UIPパターンが19例（15.0%），OPパターン5例（3.9%），呼吸細気管支炎を伴う間質性肺疾患（RB-ILD）2例（1.6%），剝離性間質性肺炎（DIP）パターン1例（0.8%），NSIP＋LIPパターン4例（3.1%），不定型13例であった．呼吸機能検査（91例）では拡散能の障害は75.8%（69例）であった．動脈血液ガス検査（80例）では，51.2%（41例）では正常所見であり，15.0%（12例）に1型呼吸不全，3.8%（3例）に2型呼吸不全，30%（24例）に低酸素症を認めた．予後に関しては，pSS-ILDの全患者の10年生存率は81.7%であった．ILD死亡と関連する因子として喫煙，肺機能の低下（DLco/VA，MEF25，PaO$_2$低下）が挙げられた.

　以上のように特徴的な肺病変としてILDの所見が報告されていた.

　一方，コホート研究5[7]）では肺動脈性肺高血圧症（PAH）の特徴が報告されている103例が対象であり，WHO機能分類はⅠ～Ⅱが58.2%が最も多かった．予後に関しては，1年，3年，5年生存率はそれぞれ94.0%，88.8%，79.0%であった．単変量解析の結果，SSDDI（$p=0.006$，HR：1.570），cardiac index（$p=0.010$，HR 0.161），PVR（肺血管抵抗）（$p=0.016$，HR 1.105）は死亡率の潜在的予測因子となり得ることが示された.

　以上のようにNSIPを中心とした病理所見を示す間質性肺炎を中心とした特徴を有する肺病変が挙げられている（ C ）.

引用文献リスト

採用論文

1）Ramos-Casals M, Brito-Zerón P, Seror R, et al.：Characterization of systemic disease in primary Sjögren's syndrome：EULAR-SS Task Force recommendations for articular, cutaneous, pulmonary and renal involvements. Rheumatology 2015；54：2230-2238.

2）Sambataro G, Ferro F, Orlandi M, et al.：Clinical, morphological features and prognostic factors associated with interstitial lung disease in primary Sjögren's syndrome：a systematic review from the Italian Society of Rheumatology. Autoimmun Rev 2020；19：102447.

3）Gao H, Zhang X-W, He J, et al.：Prevalence, risk factors, and prognosis of interstitial lung disease in a large cohort of Chinese primary Sjögren syndrome patients：a case-control study. Medicine（Baltimore）2018；97：e11003.

4）Xu Y, Zhou J, Dong X, et al.：Risk factors for progression and prognosis of primary Sjögren's syndrome-associated interstitial lung disease in a Chinese population. Int J Rheum Dis 2020；23：1734-1740.

5）Guo T, Long Y, Shen Q, et al.：Clinical profiles of SS-ILD compared with SS-NILD in a Chinese population：a retrospective analysis of 735 patients. Ann Med 2021；53：1340-1348.

6）Gao H, Sun Y, Zhang X-Y, et al.：Characteristics and mortality in primary Sjögren syndrome-related interstitial lung disease. Medicine（Baltimore）2021；100：e26777.

7）Wang J, Li M, Wang Q, et al.：Pulmonary arterial hypertension associated with primary Sjögren's syndrome：a multicentre cohort study from China. Eur Respir J 2020；56：1902157.

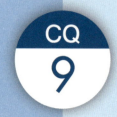

特徴的な関節病変は何か

推奨提示

推奨文
- 罹患関節数 5 関節未満，罹患部位は手指・手関節に多く，X 線写真上の骨びらんや抗 CCP 抗体を伴わない対称性多関節炎が特徴的な関節病変であることを提案する．

推奨の強さ	弱い：「実施する」ことを提案する
エビデンスの強さ	C（弱）
費用対効果の観点からの留意事項	評価未実施

推奨作成の経過

　関節病変は，ESSDAI において疾患活動性と関連する 12 の臓器病変（領域）の 1 つである．また，ESSPRI においても自覚症状の評価項目の 1 つとして痛みがあり，関節痛が含まれる．関節リウマチ（rheumatoid arthritis：RA）に類似する症状・所見を呈するため鑑別を要することが少なくない．合併頻度は高く，シェーグレン症候群（Sjögren's syndrome：SS）の重要な臨床課題である．本 CQ のアウトカムとして，診断感度の向上，診断特異度の向上，重症度判定，予後予測が挙げられていたが，本 CQ に対する推奨の作成に当たっては，診断や疾患活動性・重症度の評価の向上に寄与しうることを重要視した．

　システマティックレビュー（SR）では 2017 年版ガイドラインで採用された論文に 3 つの論文を追加し，合計 4 論文を対象とした．SR の結果，対称性関節炎で上肢，特に手指が侵されることが多く，抗環状シトルリン化ペプチド（CCP）抗体陽性率が低いことが示された．2017 年版ガイドラインで採用した EULAR-SS Task Force recommendations を合わせ 2 つのシステマティックレビューを含むが，その他 2 つはコホート研究であり，エビデンスの総括は **エビデンスの強さ C（弱）** であった．

　罹病関節数，罹患部位，X 線写真所見および血清学的所見を組み合わせ，罹患関節数 5 関節未満，罹患部位は手指・手関節に多く，X 線写真上の骨びらんや抗 CCP 抗体を伴わない対称性多関節炎を特徴的な関節病変として考慮することが適切と判断した．抗 CCP 抗体は陽性率は低いものの，陽性症例で有意に関節炎の発症が多いことが報告されているが，抗 CCP 抗体陽性 SS 症例の関節炎のなかに，SS の関節炎と RA 併発による関節炎が混在しているため，SS に特徴的な関節病変としての記載には含めなかった．適切な診断・病状評価・病態把握につながる点が患者にとって好ましい効果であり，患者にとって好ましくない効果の要素は乏しいと考えられた．

　診断のための血液検査や画像検査の侵襲性は低いが，費用の増加の点で患者（家族）の意向がばらつくと考えられる．

SR レポートのまとめ

　2 つの SR [1,2] では，関節病変は一次性 SS（pSS）患者 1,439/6,598 例（21.8%）にみられる．対称性関節炎は 71%，単関節炎は 17% であり，対称性多関節炎の頻度が高い[1]．罹患関節数＜5 関節は 88%，≧5 関節は 12% であり，5 関節未満が多い[1]．罹患部位は，近位指節間（PIP）間節 35%，中手指節（MCP）間節 35%，手根関節 30%，肘関節 15%，膝関節 10%，足根関節 10%，肩関節 6%，中足趾節（MTP）間節 5%，遠位指節間（DIP）間節 3% の内訳であった[1]．X 線上の骨びらんは 5% にみられ，抗 CCP 抗体陽性は 7% であり，これらは pSS では低頻度であった[1]．また抗 CCP 抗体の存在は関節炎と関連する（オッズ比〈OR〉：4.42，95% 信頼区間〈CI〉：1.15-16.9）ことが示された[2]．

　2 つの観察研究 [3,4] では，関節炎を伴う pSS はリンパ節腫脹の合併が多いが C 反応性蛋白（CRP），CCP，リウマトイド因子（RF）は差がなく，治療薬としてはグルココルチコイドとヒドロキシクロロキン（HCQ）（79%），HCQ 単剤（49%），メトトレキサート（MTX）（35%），リツキシマブ（5.3%），グルココルチコイド単剤（3.5%），ほかの免疫抑制薬（7%）であった[3]．関節病変を有する SS 患者 115 例において，SS 診断と関節炎出現同時が 91 例，SS 診断後 24 例であった[4]．SS 診断と関節炎出現が同時群は，SS 診断がより若い年齢時であり，乾燥の自覚症状が高度であった．罹患部位は，手指と手関節が最も多く，ついで膝，肩，足関節の順であった．超音波検査（US）よりも MRI のほうが病変検出に優れていた．

　以上より，pSS に特徴的な関節病変は対称性多関節炎であり，上肢，特に手指が侵されることが多く，抗 CCP 抗体陽性率は低いと考えられた（ C ）．

引用文献リスト

採用論文

1）Ramos-Casals M, Brito-Zerón P, Seror R, et al.：Characterization of systemic disease in primary Sjögren's syndrome：EULAR-SS Task Force recommendations for articular, cutaneous, pulmonary and renal involvements. Rheumatology 2015；54：2230-2238.

2）Molano-González N, Olivares-Martínez E, Anaya JM, et al.：Anti-citrullinated protein antibodies and arthritis in Sjögren's syndrome：a systematic review and meta-analysis. Scand J Rheumatol 2019；48：157-163.

3）Mirouse A, Seror R, Vicaut E, et al.：Arthritis in primary Sjögren's syndrome：Characteristics, outcome and treatment from French multicenter retrospective study. Autoimmun Rev 2019；18：9-14.

4）Carubbi F, Alunno A, Conforti A, et al.：Characterisation of articular manifestations in primary Sjögren's syndrome：clinical and imaging features. Clin Exp Rheumatol 2020；38 Suppl 126：166-173.

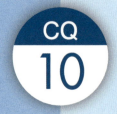

診断に有用な自己抗体は何か

推奨提示

推奨文
- SS の診断のために抗核抗体，抗 SS-A/Ro 抗体，抗 SS-B/La 抗体，リウマトイド因子の測定を推奨する．

推奨の強さ　強い：「実施する」ことを推奨する

エビデンスの強さ　B（中）

費用対効果の観点からの留意事項　保険収載されていない抗ムスカリン M3 抗体や IgA リウマトイド因子は費用対効果からみると推奨できない．

推奨作成の経過

本 CQ において，自己抗体のうち抗核抗体（ANA），リウマトイド因子（RF），抗 SS-A/Ro 抗体，抗 SS-B/La 抗体，抗セントロメア抗体（ACA），抗環状シトルリン化ペプチド（CCP）抗体，抗 M3 ムスカリン作働性アセチルコリン受容体(M3R)抗体を介入因子に選び，シェーグレン症候群（Sjögren's syndrome：SS）診断の感度・特異度，および臨床所見との関連をアウトカムに設定した．2017 年のガイドラインで採用された 12 本を含む 22 本の観察研究（13 本の横断研究，8 本のコホート研究，1 本のメタアナリシス研究）を対象にシステマティックレビュー（SR）が行われた．

自覚的な眼または口腔の乾燥症状を有する患者を対象に設定し，一次性 SS（pSS）診断のゴールドスタンダードに専門医による臨床診断を設定した研究において，「抗 SS-A/Ro 抗体，抗 SS-B/La 抗体のいずれか陽性」の感度，特異度がそれぞれ 83.7%，91.5% と比較的高く，ANA（titer≧1：320 において感度 72.8%，特異度 80.4%），RF（感度 72.3%，特異度 86.4%）は抗 SS-A/Ro 抗体，抗 SS-B/La 抗体に比べて低かった．本 CQ は年齢制限を設けていないため小児の検討もされているが，CQ22 に「小児患者の診断に有用な血液検査所見は何か」があるのでここでの解説は省略する．

ACA，抗 CCP 抗体の感度，特異度を示すデータはなかった．抗 SS-A/Ro 抗体は一般医でも診断精度を上げることに寄与する．仮にドライアイまたはドライマウス患者のうち pSS と診断される事前確率を 10% と見積もれば，「抗 SS-A/Ro 抗体，抗 SS-B/La 抗体のいずれか陽性」であった場合の事後確率は 52.2%，両者陰性であった場合は 1.9% となり，小唾液腺生検（MSGB）など次の診断検査を行うべき患者を選択することが可能になる．このことから，少なくとも乾燥症状を呈する患者に対しては，SS 診断のために抗 SS-A/Ro 抗体，抗 SS-B/La 抗体を測定することを推奨しうると判断した．抗 SS-A/Ro 抗体，抗 SS-B/La 抗体陰性患者では ANA＞320 倍，RF，抗 α-フォドリン抗体の組み合わせで感度，特異度が上昇することが報告されているが，抗 α-フォドリン抗体は保険収載されていない検査である．乾燥症状を伴わず，腺外臓器病変から pSS を疑う患者の診断における自己抗体の有用性を示すエビデンスは存在しなかった．しかし専門家の経験から，乾燥症状がない場合でも，SS を疑う臓器病変やデータが存在していれば，診断のために抗 SS-A/Ro 抗体，抗 SS-B/La 抗体を測定すること

は有用であると考えられる.

　ANA, 抗SS-A/Ro抗体, 抗SS-B/La抗体, RFはSSを発症する10数年前から陽性となる症例があり, 診断までの期間が短くなるほど陽性率は高くなる. 事前確率を考慮すると, 抗SS-A/Ro抗体の陽性予測値が高かった. なお, 専門家の意見として, 抗SS-B/La抗体が単独陽性であることは稀で, 通常は抗SS-B/La抗体陽性の場合は抗SS-A/Ro抗体も陽性である. したがって, スクリーニング検査としては, まず抗SS-A/Ro抗体を測定し, これが陽性であった場合に抗SS-B/La抗体を追加で測定することが医療経済上効率のよい方針と考える. 一方, ANA陰性でも抗SS-A/Ro抗体が陽性である場合があるため, SSを含めて幅広く膠原病を疑う場合には, ANAと抗SS-A/Ro抗体を同時に測定することが望ましい.

　抗M3R抗体やIgAリウマトイド因子のSS診断に対する有用性の報告があるが, これらは日常的に検査が行われておらず, 保険収載されていないため推奨はしない. ANA, 抗SS-A/Ro抗体, 抗SS-B/La抗体, (IgM) RFの測定は保険適用の採血検査であり, 患者（家族）の意向のばらつきは少ないと考えられた.

　臨床所見との関連については, ANAおよび抗SS-A/Ro抗体陽性と口唇小唾液腺障害の程度が関係し, 1つの横断研究で抗SS-B/La抗体価は唾液の産生率と逆相関した. ACA陽性と血管障害の関連が示された. またACA陽性SSは陰性SSと比較して, ドライアイ, 高γグロブリン血症, 抗SS-A/Ro抗体, 抗SS-B/La抗体の頻度が低く, レイノー現象, 嚥下困難の頻度が高い特徴がある. 抗CCP抗体陽性例は非びらん性関節炎の陽性率が高い.

　「診断に有用な自己抗体は何か」という本CQにおけるSRのエビデンスはD（非常に弱い）であったが, ANA, 抗SS-A/Ro抗体, 抗SS-B/La抗体, (IgM) RFは感度・特異度が高く, 診断に有用であることは広く認知されているため, エビデンスの総括は エビデンスの強さB(中) とした.

SRレポートのまとめ

　23本の観察研究（10本の横断研究[1~10], 12本のコホート研究[11~22], 1本のメタアナリシス研究[23]）を対象にSRを行った.

　感度, 特異度の向上に関し, IgA RFの血清レベルは, 特発性乾燥症状を有する患者よりもpSS患者で有意に高かった. IgA RFは, pSS診断について, それぞれ感度83.1, 特異度78.4, 陽性率88.9, および陰性率69.0%の予測値を示した[1]. また, 若年性SS（juvenile SS：JSS）では16歳未満と定義され, ANA（感度69.1%, 特異度70.8%）が最も高い感度を示し, 一方, 抗SS-A/Ro抗体（感度55.6%, 特異度94.7%）, 抗SS-B/La抗体（感度14.8%, 特異度96%）, RF（感度33.3%, 特異度95.7%）は約95%の特異度を示した[11].

　抗Ro60抗体陽性かつ抗Ro52抗体陽性SS患者は, 抗Ro60抗体陽性かつ抗Ro52抗体陰性SS患者（0.5±1.1）と比較してESSDAIスコアが（2.1±2.0）有意に高いことを示していた（p値：2.7×10^{-6} Welchのt検定）[2].

　新規の診断マーカーとして, 抗M3R抗体はpSSの診断において特異度85%, 感度75〜98%であった[12]. また, 新規マーカーである抗M3Rはメタアナリシス研究から, diagnositic odds ratio（DOR）は13.00（95%信頼区間〈CI〉：6.00-26.00）, 感度は0.43（95%CI：0.28-0.58）, 特異度は0.95（95%CI：0.91-0.97）であった[23].

　MSGBで確認したpSSの診断は, ANAが感度84%（95%CI：75-92）で最も高い. 特異度が最も高いのは抗SS-A/Ro抗体＆抗SS-B/La抗体（78%：95%CI：71-85）, RF（78%：95%CI：69-87）であった[10]. 抗SS-A/Ro抗体は一般医でも早期の診断精度を上げることに寄与する（オッズ比：9.60, 95%CI：3.0-30.67）[3]. 抗SS-A/Ro抗体/抗SS-B/La抗体陰性患者ではRF＋ANA＞320, AFA＋ANA＞320

または 3 つの 2 つの組み合わせでは感度 56.9〜70.7%, 特異度 85.9〜93.9% であった[13]. 抗 SS-A/Ro 抗体 and/or 抗 SS-B/La 抗体（感度 83.7%, 特異度 91.5%）, RF（感度 72.3%, 特異度 86.4%）, ANA titer≧1：320（感度 72.8%, 特異度 80.4%）[17]. ANA titer≧1：640 は抗 SS-A/Ro 抗体, 抗 SS-B/La 抗体と相関した[18]. ACA, 抗 CCP 抗体の感度, 特異度のデータは得られなかった（ D ）. pSS と診断された患者は少なくとも自己抗体 1 つ陽性であり, 最も頻度の高いのは ANA, RF, 抗 Ro60/SS-A 抗体, 抗 La/SS-B 抗体であった. 抗 Ro60/SS-A 抗体と抗 La/SS-B 抗体は pSS, 早期発症するリスクと重症化に相関する. ベイズの定義に基づく診断前の抗 Ro60/SS-A 抗体 抗 Ro52/SS-A 抗体の陽性的中率がそれぞれ 25%, 100% と高かった[15]. 抗 SS-A/Ro 抗体は診断の有用性が示された.

　臨床所見との関連について, MSGB リンパ球浸潤度（口唇生検グレード）（LS）4 では抗 SS-A/Ro 抗体および ANA 陽性者率は高く, ANA 陽性者は ANA 陰性者の LS4 になる可能性が 2.5 倍高かったが, 抗 SS-A/Ro 抗体陽性率では有意差はなかった. また, LS4 の二次性 SS 患者では, 抗 SS-A/Ro 抗体が優位に高く（$p=0.048$）, 抗 SS-A/Ro 抗体は二次性 SS で有意に高かった[14]. 抗 SS-A/Ro 抗体, 抗 SS-B/La 抗体は 1 つのコホート研究で, MSGB との関連（陽性的中率〈PPV〉＝92%, 陰性的中率〈NPV〉＝86%, 感度 73%, 特異度 96%）が示された[19]. 1 つの横断研究で, 抗 SS-B/La 抗体 titer は唾液生産率（salivary production rate：SPR）と相関（相関係数〈r〉＝−0.398, $p<0.01$）が示された[9]. ACA については, ACA 陽性 SS は陰性例と比較し, ドライアイ低頻度, 高 γ グロブリン血症低頻度, 抗 SS-A/Ro 抗体, 抗抗 SS-B/La 抗体低頻度, レイノー現象高頻度, 嚥下困難高頻度の特徴を有することが示された[22]. 抗 CCP 抗体については, 1 つの横断研究で抗 CCP 抗体陽性例では非びらん性関節炎（non-erosive arthritis）の陽性率が高いことが示された（ D ）[7].

　以上より, 抗 SS-A/Ro 抗体, 抗抗 SS-B/La 抗体, RF, ANA titer は, SS の診断の感度, 特異度の向上に寄与することが考えられる. 新規マーカーとして抗M3R 抗体も診断への有用性が期待される. ACA, 抗 CCP 抗体については SS 全体の診断への関与は明らかではない.

　臨床所見との関連において, 抗 SS-A/Ro 抗体, 抗抗 SS-B/La 抗体は MSGB 所見, ドライマウスの症状と関連がみられる. ACA 陽性は血管障害, 抗 CCP 抗体陽性は関節炎症状と関連があることが考えられる.

引用文献リスト

採用論文

1）Lee K-A, Kim K-W, Kim B-M, et al.：Clinical and diagnostic significance of serum immunoglobulin A rheumatoid factor in primary Sjögren's syndrome. Clin Oral Investig 2019；23：1415-1423.

2）Nakamura H, Morimoto S, Shimizu T, et al.：Clinical manifestations in anti-Ro52/SS-A antibody-seropositive patients with Sjögren's syndrome. Immunol Med 2021；44：252-262.

3）Sandhya P, Janardana R, Sudarsanam T, et al.：Determinants of diagnosis and disease course in primary Sjögren's syndrome：Results from datamining of electronic health records. Int J Rheum Dis 2019；22：1768-1774.

4）Hernández-Molina G, Nuñez-Alvarez C, Avila-Casado C, et al.：Usefulness of IgA anti-fodrin antibodies in combination with rheumatoid factor and/or antinuclear antibodies as substitute immunological criterion in Sjögren syndrome with negative anti-SSA/SSB antibodies. J Rheumatol 2016；43：1852-1857.

5）Kitagawa T, Shibasaki K, Toya S, et al.：Clinical significance and diagnostic usefulness of anti-centromere antibody in Sjögren's syndrome. Clin Rheumatol 2012；31：105-112.

6）Chen K-S, Jiang M-C, Li C-J, et al.：Discrimination between Sjögren's syndrome and non-Sjögren sicca syndrome by sialoscintigraphy and antibodies against alpha-fodrin and Ro/La autoantigens. J Int Med Res 2009；37：1088-1096.

7）Kim S-M, Park E, Lee J-H, et al.：The clinical significance of anti-cyclic citrullinated peptide antibody in primary Sjögren syndrome. Rheumatol Int 2012；32：3963-3967.

8）森 一将, 飯田 諭, 嶋田 淳ほか：Sjögren's 症候群診断における抗 SS-A/Ro 抗体, 抗 SS-B/La 抗体および唾液流出試験の有用性についての臨床的検討. 明海歯学 2009；38：67-70.

9）Takada K, Suzuki K, Matsumoto M, et al.：The relationships between titers of anti-Ro or anti-La as measured by ELISA and salivary production rate with age correction. Mod Rheumatol 2008；8：578-584.

10） Santiago ML, Seisdedos MR, Salinas RNG, et al. : Usefulness of antibodies and minor salivary gland biopsy in the study of sicca syndrome in daily clinical practice. Reumatol Clin 2015 ; 11 : 156-160.

11） Thatayatikom A, Jun I, Bhattacharyya I, et al. : The diagnostic performance of early Sjögren's syndrome autoantibodies in juvenile Sjögren's syndrome : the university of Florida Pediatric Cohort Study. Front Immunol 2021 ; 12 : 704193.

12） Mona M, Mondello S, Hyon JY, et al. : Clinical usefulness of anti-muscarinic type 3 receptor autoantibodies in patients with primary Sjögren's syndrome. Clin Exp Rheumatol 2021 ; 39 : 795-803.

13） Sebastian A, Sebastian M, Misterska-Skóra M, et al. : How to distinguish patients with pSS among individuals with dryness without invasive diagnostic studies. J Immunol Res 2018 ; 2018 : 1060421.

14） Serin G, Karabulut G, Kabasakal Y, et al. : The importance of minor salivary gland biopsy in Sjögren syndrome diagnosis and the clinicopathological correlation. Turk Patoloji Derg 2016 ; 32 : 65-69.

15） Theander E, Jonsson R, Sjöström B, et al. : Prediction of Sjögren's syndrome years before diagnosis and identification of patients with early onset and severe disease course by autoantibody profiling. Arthritis Rheumatol 2015 ; 67 : 2427-2436.

16） Retmazo S, Akasbi M, Brito-Zerón P, et al. : Anti-Ro52 antibody testing influences the classification and clinical characterisation of primary Sjögren's syndrome. Clin Exp Rheumatol 2012 ; 30 : 686-692.

17） Shiboski SC, Shiboski CH, Criswell LA, et al. : American college of rheumatology classification criteria for Sjögren's syndrome : a data-driven, expert consensus approach in the Sjögren's international collaborative clinical alliance cohort. Arthritis Care 2012 ; 64 : 475-487.

18） Huo A-P, Lin K-C, Chou C-T. Predictive and prognostic value of antinuclear antibodies and rheumatoid factor in primary Sjögren's syndrome. Int J Rheum Dis 2010 ; 13 : 39-47.

19） Kessel A, Toubi E, Rozenbaum M, et al. : Sjögren's syndrome in the community : can serology replace salivary gland biopsy? Rheumatal Int 2006 ; 26 : 337-339.

20） Goëb V, Salle V, Duhaut P, et al. : Cllinical significance of autoantibodies recognizing Sjögren's syndorome A（SSA）, SSB, calpastatin and alpha-fodrin in primary Sjögren's syndrome. Clin Exp Immunol 2007 ; 148 : 281-287.

21） Gottenberg J-E, Mignot S, Nicaise-Rolland P, et al. : Prevalence of anti-cyclic citrullinated peptide and anti-keratin antibodies in patients with primary Sjögren's syndrome. Ann Rheum Dis 2005 ; 64 : 114-117.

22） Bournia V-KK, Diamanti KD, Vlachoyiannopoulos PG, et al. : Anticentromere antibody positive Sjögren's syndrome : a retrospective descriptive analysis. Arthritis Res Ther 2010 ; 12 : R47.

23） Deng C, Hu C, Chen S, et al. : Meta-analysis of anti-muscarinic receptor type 3 antibodies for the diagnosis of Sjögren syndrome. PLoS One 2015 ; 10 : e0116744.

コラム❸

自己抗体の測定方法，流れ

シェーグレン症候群（Sjögren's syndrome：SS）は，複数の自己抗体が検出されうるが，実地診療で測定可能な抗体は，抗 SS-A/Ro 抗体，抗 SS-B/La 抗体，抗セントロメア抗体，抗核抗体，リウマトイド因子（RF）である．

「推奨作成の経過」に記載のとおり，これら自己抗体の存在は診断に寄与するのみならず，その臨床的特徴とも関連しうることが報告されている．

実地医療においては，これら自己抗体をすべて同時に測定するべきではなく，抗 SS-B/La 抗体単独陽性は稀であることから，SS を疑った際には，まずは抗 SS-A/Ro 抗体を測定し，陽性であった場合は抗 SS-B/La 抗体を測定する流れが望ましい．抗核抗体は同時に測定することも多く，間接蛍光抗体法で discrete speckled パターンである場合は抗セントロメア抗体陽性と判断できる．

抗 SS-A/Ro 抗体の対応抗原は Ro52 抗原，Ro60 抗原であるが，現在よく用いられている測定法である CLEIA 法では Ro60 抗原のみに対応する抗体が多い．SS のなかでは，Ro52 抗原に対応する抗体のみに反応する症例も存在することから，SS を強く疑い抗 SS-A/Ro 抗体（CLEIA 法）で陰性の場合，Ro52 抗原，Ro60 抗原両方に対応する FEIA 法やオクタロニー法などの他の測定法で再検することもある．

自己抗体は SS の診断において重要であるが，厚生労働科学研究費補助金難治性疾患等克服研究事業「自己免疫疾患に関する調査研究」班において，2011 年度に実施された SS に関する全国疫学調査（一次調査，二次調査）によると，SS の診断項目として，自己抗体，自覚症状の評価は 80% 以上で行われているが，眼科染色検査，唾液腺画像検査，病理検査を実施している症例は半分にも満たないことが明らかになった[1]．

SS を診断するうえで，自己抗体が寄与する部分は多くなりがちではあるが，SS の本質である外分泌腺炎および機能障害にも目を向け，総合的に診断していくことが重要である．

📖 文献

1) Tsuboi H, Asashima H, Takai C, et al.：Primary and secondary surveys on epidemiology of Sjögren's syndrome in Japan. Mod Rheumatol 2014；24：464-470.

（清水俊匡）

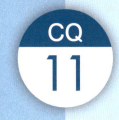

診断に有用な血液検査所見は何か

推奨提示

推奨文
- SS の診断に有用な血液検査所見として，血球減少や高γグロブリン血症等を提案する．

推奨の強さ 弱い：「実施する」ことを提案する
エビデンスの強さ D（非常に弱い）
費用対効果の観点からの留意事項 これらの採血検査等は，診断に対する有用性とコストのバランスを考えるとばらつきが大きい．

推奨作成の経過

　本 CQ では診断に有用な血液検査所見の候補として自己抗体以外のシェーグレン症候群（Sjögren's syndrome：SS）に関連した血液検査所見である白血球減少，血小板減少，血清 IgG 値などの項目，アウトカムとして一次性 SS（pSS）の感度・特異度の向上，重症度や疾患活動性の判定，腺外病変の診断を設定した．

　システマティックレビュー（SR）の結果，SS の診断，重症度の判定，腺外病変の診断における各項目の有用性を検討した明確なエビデンスは存在せず，感度，特異度を算出し得るエビデンスも存在しなかった．エビデンスの総括は エビデンスの強さ D（非常に弱い） であった．

　専門家の意見としても，SS の診断における有用性という観点からは，血球減少や高γグロブリン血症といった血液検査は弱く推奨するに留まると判断した．一方，重症度および疾患活動性の評価，合併する腺外臓器病変の評価という観点からは，血算，肝機能，腎機能，電解質，甲状腺機能，γグロブリンなどの血液検査が望ましいと考えられた．

　患者（家族）の意向は，SS 診断という観点からは，有用性とコストとのバランスを勘案するとばらつくと考えられた．一方，重症度および疾患活動性の評価，合併する腺外臓器病変の評価という観点からは，有用性が高くばらつきは少ないものと考えられた．

　以上より，SS の診断に有用な血液検査所見として，血球減少や高γグロブリン血症等を「実施する」ことを提案するという推奨は，条件付きで推奨にとどまると判断した．

SR レポートのまとめ

　7 本の観察研究（3 本のコホート研究[1〜3]，3 本の横断研究[4〜6]，1 本の症例対照研究[7]）を対象に SR を行った．

　今回，介入として選択した血液検査については，SS 全体の診断への関与は明らかではない．

　一方，重症度に関しては，血清学的活性化状態（活性状態を IgG ≧ 1.6 mg/dL，グロブリン＞ 3.7 g/dL の増加，C3 ＜ 52 mg/dL，C4 ＜ 12 mg/dL の減少として定義）のある症例は非刺激性唾液障害，抗

SS-B/La 抗体，リウマトイド因子（RF）の頻度が高く ESSDAI は高値．最も影響を受けたドメインは，体質，腺，皮膚，腎臓および血液学的ドメインであった．RF（オッズ比〈OR〉：6.4, 95%信頼区間〈CI〉：1.8-2.2, $p=0.003$），腎臓（OR：12.8, 95%CI：1.78-92, $p=0.02$），血清（OR：4.7, 95%CI：1.6-13.4, $p=0.004$）と関連づけられた．患者の半分は血清活性陽性であった[1]．

白血球減少とアシドーシスについては，1つの症例対照研究で，全身性エリテマトーデス（SLE）を重症と考えた場合，SS で発症し SLE を合併する例は SS 単独例に比べ，白血球減少高頻度（$p=0.004$，相対リスク〈RR〉：3.148），renal tubular acidosis は有意差なし（$p=0.809$, RR：0.889）であることが示された[7]．

甲状腺機能異常に関連し，悪性リンパ腫を重症と考えた場合，1つのコホート研究で，慢性甲状腺炎（橋本病）合併 pSS では C4 低値低頻度（$p=0.032$, OR：230〈95%CI 13.13-4.046〉）で悪性リンパ腫へのリスクが低い可能性が示唆された[2]．

腺外病変の診断について，血小板減少との関連として，1つの横断研究で，血小板減少ありは，なしに比べ発疹が高頻度（3/8〈37.5%〉＞5/91〈5.5%〉，$p<0.05$）であることが示された[4]．

肝機能異常として，1つの横断研究で，肝障害合併群は神経症状，皮膚症状高頻度（$p<0.01$），リンパ球減少症は低頻度（$p<0.01$）であることが示された[5]．

甲状腺機能異常について，1つのコホート研究で関節痛・関節炎以外の腺外症状は橋本病有 4/27（14.8%），無 18/73（24.7%）で有意差なし，が示された[2]．

1つの横断研究で，甲状腺疾患の発症率は 58/160（36%）で，年齢，性別を一致させた対照群と有意差なしであり，自己免疫性甲状腺疾患（ATD）では機能低下症が多く（18/20〈90%〉vs 7/17〈41%〉in patients with NATD），非自己免疫性甲状腺疾患（NATD）では甲状腺機能亢進症が多い（10/17, 59% vs 2/20, 10% in patients with ATD, $p=0.001$）ことが示された[6]．

以上より，重症度の判定に直接関与する結果は得られていないが，白血球減少は SLE の合併という点で，重症度の判定に関与する可能性が考えられる．一方，慢性甲状腺炎（橋本病）合併 SS は，SS 単独例と比べ，悪性化しにくい経過をとる可能性が考えられる．腺外病変の診断において，血小板減少と皮膚症状，肝機能異常と神経症状，皮膚症状との関連が考えられる．甲状腺機能異常については，甲状腺機能異常の発症頻度は同年代の対照群と有意差はなく，腺外症状の出現頻度は甲状腺疾患の有無と関連がないことが考えられる．

引用文献リスト

採用論文

1）Lpez-Morales J, Cortes-Muñoz D, Astudillo-Ángel M, et al.：Persistent serological activity in primary Sjögren's syndrome. Clin Rheumatol 2020；39：919-923.

2）Caramaschi P, Biasi D, Caimmi C, et al.：The co-occurrence of Hashimoto thyroiditis in primary Sjögren's syndrome defines a subset of patients with milder clinical phenotype. Rheumatol Int 2013；33：1271-1275.

3）Pertovaara M, Pukkala E, Laippala P, et al.：A longitudinal cohort study of Finnish patients with primary Sjögren's syndrome：clinical, immunological, and epidemiological aspects. Ann Rheum Dis 2001；60：467-472.

4）青木昭子，大野滋，上田敦久ほか：原発性シェーグレン症候群における血球異常の臨床的検討．日本臨床免疫学会会誌 2000；23：124-128.

5）青木昭子，桐野洋平，石ヶ坪良明ほか：原発性シェーグレン症候群における肝障害の検討．日本臨床免疫学会会誌 2004；27：397-401.

6）Ramos-Casals M, García-Carrasco M, Cervera R, et al.：Thyroid disease in primary Sjogren syndrome. Study in a series of 160 patients. Medicine（Baltimore）2000；79：103-108.

7）Yang Y, Li Z, Wang L, et al.：The clinical and laboratory characteristics of Sjögren's syndrome that progresses to systemic lupus erythematosus：a retrospective case-control study. Int J Rheum dis 2013；16：173-177.

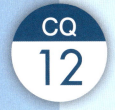

CQ 12 腺病変の評価に有用な画像検査にはどのようなものがあるか

推奨提示

推奨文
- 腺病変の評価に有用な画像検査として，唾液腺エコー検査，唾液腺 MRI 検査，唾液腺シンチグラフィ検査，唾液腺造影検査を提案する．

推奨の強さ	弱い：「実施する」ことを提案する
エビデンスの強さ	C（弱）
費用対効果の観点からの留意事項	評価未実施

推奨作成の経過

シェーグレン症候群（Sjögren's syndrome：SS）の腺病変の評価として複数の画像評価が用いられており，その診断への有用性を評価することは重要な臨床課題である．

本 CQ のアウトカムとして，「SS の診断」が挙げられ，各検査の診断への有用性を重視し，システマティック・レビュー（SR）が行われた．

SR では，2017 年版ガイドラインで採用された論文に 22 本の論文を追加し，計 44 本の観察研究（定量的 SR〈メタアナリシス 4 本，定性的システマティックレビュー 2 本〉，コホート研究 1 本，29 本の症例対照研究，7 本の症例集積研究，1 本のその他の研究）を対象とした．

SR の結果，①唾液腺エコー検査，②唾液腺 MRI 検査，③唾液腺シンチグラフィ検査，④唾液腺造影検査の診断への感度，特異度が算出され，①唾液腺エコー検査，②唾液腺 MRI 検査，③唾液腺シンチグラフィ検査，④唾液腺造影検査は SS の腺病変の評価に有用と考えられた．論文数は多いが観察研究であり，メタ解析も観察研究のメタ解析であり結果のばらつきを認めることから，エビデンスの総括は エビデンスの強さC（弱） であった．

益と害のバランスに関しては，それぞれの検査での診断能は低くはないが，個々の研究にブラインド化の記載がなく，また検査ごとの結果に懐疑的な意見もある．検査ごとで侵襲度も異なり，益と害のバランスが確実とはいえない状況であった．

①唾液腺エコー検査や②唾液腺 MRI 検査は，非侵襲的な検査であり，その診断への有用性を示す報告も増えている．まだ評価標準化への課題はあるが，費用面からも特に唾液腺エコー検査は患者の実施への意向は高いと考えられた．③唾液腺シンチグラフィ検査や④唾液腺造影検査は，診断・分類基準に含まれる評価ではあるが，実施施設の減少，侵襲性が高いことなどからも実施機会は減少してきており，患者の実施への意向は高くないと考えられた．このように，検査ごとで患者の意向はばらつくと考えられた．

以上より，推奨としては，腺病変の評価に有用な画像検査として，①唾液腺エコー検査，②唾液腺 MRI 検査，③唾液腺シンチグラフィ検査，④唾液腺造影検査を提案することとした．

費用対効果に関しては今後の課題である．

SR レポートのまとめ

　44 本の観察研究（定量的システマティックレビュー〈メタアナリシス 4 本[1~4)]，定性的システマティックレビュー 2 本[5,6)]〉，コホート研究 1 本[7)]，29 本の症例対照研究[8~36)]，7 本の症例集積研究[37~43)]，1 本のその他の研究[44)]）を対象にシステマティックレビューを行った．

　①唾液腺エコー検査に関しては簡便さや汎用性の高さもあり，報告が最も多く，定量的システマティックレビュー（メタアナリシス）4 本[1~4)]，定性的システマティックレビュー 2 本[5,6)]が含まれていた．ついで③唾液腺シンチグラフィ検査に関する報告が多かった．①唾液腺エコー検査の報告は増加が顕著で，③唾液腺シンチグラフィ検査は継続的な減少傾向を示している．これら検査法の感度，特異度は報告によってかなりの幅がみられ，唾液腺エコー検査においては，4 つのメタアナリシスを含む 14 の研究で（感度：67~100%，特異度：71~95.5%）[1~4, 7~9, 26, 28, 32~35, 38)]③唾液腺シンチグラフィ検査については，9 つの研究で（感度：64~100%，特異度：48.6~93%）[18, 20~22, 27, 29, 30, 36, 43)]と示されていた．②唾液腺 MRI 検査に関しては 4 つの研究で（感度：80.6~96%，特異度：88~100%）[11, 12, 24, 39)]，2 つの研究では感度・特異度などのデータは得られなかったが，④唾液腺造影検査と同等の診断能を有すると示されていた[13, 14)]．④唾液腺造影検査に関しては 1 つの研究（メタアナリシス）で，統合感度：80%，統合特異度：89% と示されていた[2)]．

　以上，①唾液腺エコー検査，②唾液腺 MRI 検査，③唾液腺シンチグラフィ検査，④唾液腺造影検査は SS の腺病変の評価に有用と考えられる．ただし，唾液腺エコー検査に関しては，メタアナリシスにおいて懐疑的な意見も述べられており[1)]，異常所見の定義や用いるスコアリングシステムなどの標準化に向けた努力が続けられている．③唾液腺シンチグラフィ検査も単独では診断が困難であるという意見や，定性，定量評価のどちらが有用であるか見識の相違がみられるなど，まだ十分な標準化には至っていない．唾液腺 MRI 検査はコスト面が普及の妨げになっているが，診断精度は高い．また，MR シアログラフィを併用することで，腺実質だけでなく管系の評価も行える大きなメリットがある．④唾液腺造影検査については感度，特異度とも比較的高いが，その侵襲性などから，世界的にその使用は激減している．非侵襲的な検査法である①唾液腺エコー検査や②唾液腺 MRI 検査（MR シアログラフィを含む）への代替が進んでおり，過去の検査法になりつつある．

引用文献リスト

採用論文

1）Delli K, Dijkstra PU, Stel AJ, et al.：Diagnostic properties of ultrasound of major salivary glands in Sjögren's syndrome：a meta-analysis. Oral Dis 2015；21：792-800.

2）Song GG, Lee YH：Diagnostic accuracies of sialography and salivary ultrasonography in Sjögren's syndrome patients：a meta-analysis. Exp Rheumatol 2014；32：516-522.

3）Zhou M, Song S, Wu S, et al.：Diagnostic accuracies of salivary gland ultrasonography with different scoring systems in Sjögren's syndrome；a systematic review and meta-analysis. Sci Rep 2018；8：17128.

4）Ramsubeik K, Motilal S, Sanchez-Ramos L, et al.：Diagnostic accuracies of salivary gland ultrasound in Sjögren's syndrome：A systematic review and meta-analysis. Ther Adv Musculoskel Dis 2020；12：1759720X20973560.

5）Jousse-Joulin S, Milic V, Jonsson MV, et al.：Is salivary gland ultrasonography a useful tool in Sjögren's syndrome? A systematic review. Rheumatology（Oxford）2016；55：789-800.

6）Martire MV, Santiago ML, Cazenave T, et al.：Latest Advances in Ultrasound Assessment of Salivary Glands in Sjögren's syndrome. J Clin Rheumatol 2018；24：218-223.

7）Mossel E, Delli K, van Nimwegen JF, et al.：Ultrasonography of major salivary glands compared with parotid and labial gland biopsy and classification criteria in patients with clinically suspected primary Sjögren's syndrome. Ann Rheum Dis 2017；76：1883-1889.

8）Takagi Y, Sumi M, Nakamura H, et al.：Ultrasonography as an additional item in the American College of Rheumatology classification of Sjögren's syndrome. Rheumatology（Oxford）2014；53：1977-1983.

9）Takagi Y, Kimura Y, Nakamura H, et al.：Salivary gland ultrasonography：can it be an alternative to sialography as an imaging modality for Sjögren's syndrome? Ann Rheum Dis 2010；69：1321-1324.

10) Takagi Y, Sumi M, Nakamura H, et al.：Salivary gland ultrasonography as a primary imaging tool for predicting efficacy of xerostomia treatment in patients with Sjögren's syndrome. Rheumatology（Oxford）2016；55：237-245.

11) Takagi Y, Sumi M, Van Cauteren M, et al.：Fast and high-resolution MR sialography using a small surface coil. J Magn Reson Imaging 2005；22：29-37.

12) Takagi Y, Sumi M, Sumi T, et al.：MR microscopy of the parotid glands in patients with Sjögren's syndrome：quantitative MR diagnostic criteria. AJNR Am J Neuroradiol 2005；26：1207-1214.

13) El Miedany YM, Ahmed I, Mourad HG, et al.：Quantitative ultrasonography and magnetic resonance imaging of the parotid gland：can they replace the histopathologic studies in patients with Sjögren's syndrome? Joint Bone Spine 2004；71：29-38.

14) Izumi M, Hida A, Takagi Y, et al.：MR imaging of the salivary glands in sicca syndrome：comparison of lipid profiles and imaging in patients with hyperlipidemia and patients with Sjögren's syndrome. AJR Am J Roentgenol 2000；175：829-834.

15) Zou Q, Jiao J, Zou M-H, et al.：Semi-quantitative evaluation of salivary gland function in Sjögren's syndrome using salivary gland scintigraphy. Clin Rheumatol 2012；31：1699-1705.

16) Booker J, Howarth D, Taylor L, et al.：Appropriate utilization of semi-quantitative analysis in salivary scintigraphy. Nucl Med Commun 2004；25：1203-1210.

17) Tonami H, Higashi K, Matoba M, et al.：A comparative study between MR sialography and salivary gland scintigraphy in the diagnosis of Sjögren syndrome. J Comput Assist Tomogr 2001；25：262-268.

18) Kim H-A, Yoon S-H, Yoon J-K, et al.：Salivary gland scintigraphy in Sjögren's syndrome. Comparison of the diagnostic performance of visual and semiquantitative analysis. Nuklearmedizin 2014；53：139-145.

19) Aung W, Murata Y, Ishida R, et al.：Study of quantitative oral radioactivity in salivary gland scintigraphy and determination of the clinical stage of Sjögren's syndrome. J Nucl Med 2001；42：38-43.

20) Dugonjić S, Stefanović D, Ethurović B, et al.：Evaluation of diagnostic parameters from parotid and submandibular dynamic salivary glands scintigraphy and unstimulated sialometry in Sjögren's syndrome. Hell J Nucl Med 2014；17：116-122.

21) 宮本俊明，真砂玲治：シェーグレン症候群に対する定量的唾液腺シンチグラフィの応用．聖隷浜松病院医学雑誌 2003；3：3-8.

22) Tomiita M, Ueda T, Nagata H, et al.：Usefulness of magnetic resonance sialography in patients with juvenile Sjögren's syndrome. Clin Exp Rheumatol 2005；23：540-544.

23) Shimizu M, Okamura K, Yoshiura K, et al.：Sonographic diagnostic criteria for screening Sjögren's syndrome. Oral Surg Oral Med Oral Pathol Oral Radiol Endod 2006；102：85-93.

24) Kojima I, Sakamoto M, Iikubo M, et al.：Diagnostic performance of MR imaging of three major salivary glands for Sjögren's syndrome. Oral Dis 2017；23：84-90.

25) Takagi Y, Nakamura H, Sumi M, et al.：Combined classification system based on ACR/EULAR and ultrasonographic scores for improving the diagnosis of Sjögren's syndrome. PLoS One 2018；13：e0195113.

26) Lee K-A, Lee S-H, Kim H-R. Diagnostic and predictive evaluation using salivary gland ultrasonography in primary Sjögren's syndrome. Clin Exp Rheumatol 2018；36 Suppl 112：165-172.

27) Nadal M, Levy M, Bakhsh A, et al.：Salivary scintigraphy for Sjögren's syndrome in patients with xerostomia：A retrospective study. Oral Dis 2018；24：552-560.

28) Milic V, Colic J, Cirkovic A, et al.：Disease activity and damage in patients with primary Sjogren's syndrome：Prognostic value of salivary gland ultrasonography. PLoS One 2019；14：e0226498.

29) Kaldeway HP, Borg E-JT, van de Garde EMW, et al.：Validation of quantitative salivary gland scintigraphy in relation to the American-European concensus criteria for Sjögren's syndrome. Nucl Med Commun 2019；40：343-348.

30) Zhu GW, Gao Z, Feng H-B, et al.：Quantitative analysis for modified Schall's classification by stimulation test with dynamic scintigraphy in Sjögren's syndrome. Int J Rheum Dis 2020；23：381-391.

31) Jousse-Joulin S, Gatineau F, Baldini C, et al.：Weight of salivary gland ultrasonography compared to other items of the 2016 ACR/EULAR classification criteria for Primary Sjögren's syndrome. J Intern Med 2020；287：180-188.

32) van Nimwegen JF, Mossel E, Delli K, et al.：Incorporation of salivary gland ultrasonography into the American college of rheumatology/European league against rheumatism criteria for primary Sjögren's syndrome. Arthritis Care Res 2020；72（4）：583-590.

33) Zhang X, Feng R, Zhao J, et al.：Salivary gland ultrasonography in primary Sjögren's syndrome from diagnosis to clinical stratification：a multicentre study. Arthritis Res Ther 2021；23：305.

34) Bukhari AF, Farag A, Papas A, et al.：Salivary glands ultrasonography as a diagnostic aid in Sjögren's syndrome：A prospective pilot investigation. Oral Surg Oral Med Oral Pathol Oral Radiol 2021；132：172-181.

35) Fana V, Dohn UM, Krabbe S, et al.：Application of the OMERACT Grey-scale Ultrasound Scoring System for salivary glands in a single-centre cohort of patients with suspected Sjögren's syndrome. RMD Open 2021；7：e001516.

36) García-González M, González-Soto MJ, Rodríguez-Bethencourt MAG, et al.：The validity of salivary gland scintigraphy in Sjögren's syndrome diagnosis：comparison of visual and excretion fraction analyses. Clin Rheumatol 2021；40：1923-1931.

37) Chikui T, Shimizu M, Kawazu T, et al.：A quantitative analysis of sonographic images of the salivary gland：a comparison between sonographic and sialographic findings. Ultrasound Med Biol 2009；35：1257-1264.

38) Milic VD, Petrovic RR, Boricic IV, et al.：Major salivary gland sonography in Sjögren's syndrome：diagnostic value of a novel ultrasonography score（0-12）for parenchymal inhomogeneity. Scand J Rheumatol 2010；39：160-166.

39) 武田真由美，藤林孝司，渡邉八州郎：Sjögren 症候群の診断における MR-sialography の検討．日口粘膜誌

2002；8：58-67.

40）Ramos-Casals M, Brito-Zerón P, Perez-DE-Lis M, et al. ： Clinical and prognostic significance of parotid scintigraphy in 405 patients with primary Sjögren's syndrome. J Rheumatol 2010；37：585-590.

41）Shizukuishi K, Nagaoka S, Kinno Y, et al. ： Scoring analysis of salivary gland scintigraphy in patients with Sjögren's syndrome. Ann Nucl Med 2003；17：627-631.

42）Kalk WW, Vissink A, Spijkervet FK, et al.：Morbidity from parotid sialography. Oral Surg Oral Med Oral Pathol Oral Radiol Endod 2001；92：572-575.

43）Angusti T, Pilati E, Parente A, et al.：Semi-quantitative analysis of salivary gland scintigraphy in Sjögren's syndrome diagnosis：a first-line tool. Clin Oral Investig 2017；21：2389-2395.

44）大林尚人：MR シアログラフィーを用いたシェーグレン症候群の診断．歯科放射線 2004；44：43-48.

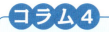

画像検査の比較―どの検査を実臨床で使用しているか

　本ガイドラインのCQにも挙げられているとおり，シェーグレン症候群（Sjögren's syndrome：SS）診療に用いられる主な画像検査は唾液腺のエコー検査，MRI検査，シンチグラフィ検査，造影検査である．

　システマティックレビュー（SR）の結果から，各検査ともSSの腺病変の診断に対して良好な感度，特異度を有しており，いずれの検査も有用で「実施することを提案する」と推奨している．

　しかし，実地診療においては，それぞれの実施機会は様々である．唾液腺シンチグラフィ検査，唾液腺造影検査は，実施する機会や施設は年々減少している．その理由として，唾液腺シンチグラフィ検査に関しては費用負担が少なくないこと，放射性核種による被曝があること，そして評価基準が確立しておらず，他の画像検査法に比べてSS検出の特異度が高くはないことなどが挙げられる．

　唾液腺造影検査に関しては，検査手技の煩雑さや透視による放射線被曝があること，検査時，検査後の疼痛や腫脹，稀ではあるが造影剤の排出不良による長期残存などの侵襲性が挙げられる．特にSSの進行症例には留意が必要な検査法である．

　一方で唾液腺のエコー検査，唾液腺MRI検査は非侵襲性の画像検査法で，診断精度が高く，SS診療に用いる画像検査の主流となってきている[1]．

　唾液腺エコー検査は，両側耳下腺，顎下腺を同時に，短時間で観察可能であり，リアルタイムに内部性状，形態の評価が可能である[2]．さらに簡便，安価で汎用性が高く，より多くの施設で実施可能である．そのため，SSのスクリーニング検査に適している．欠点としては，Outcome Measures in Rheumatology（OMERACT）グループによって提案されたスコアリングシステムのように，評価法の統一をはかる動きはあるが，まだ客観性が十分とはいえず，評価者の習熟度によってその評価にばらつきがみられる．また特に発症早期例や軽症例においては所見検出の信頼性が高くはない点も課題として挙げられる．そのため，エコー検査は医師自身が実施・評価し，SS診断の経験値を高めていくことが診断精度向上への近道といえる．

　唾液腺MRI検査は，通常検査で腺実質の器質的変化を，またMRシアログラフィを併用することで造影剤を用いることなく末梢導管の末端拡張像など，導管の形態異常を評価可能である．このように，腺実質と管系の両方の評価を同時に行えることは，他の画像検査法にはない大きなメリットである．そのため，SSの初期病変の診断は唾液腺エコー検査より客観性に優れているといえる．費用面やMRI設置施設の関係で実施への制限はあるが，唾液腺エコー検査で所見の解釈が難しい場合には，唾液腺MRI（MRシアログラフィも含む）による評価を加えることが，SSの確実な診断につながるだろう．

　最後に，唾液腺のエコー検査やMRI検査は簡単にSSの病期評価が可能で，治療効果の予測や定期的に検査を行うことで，SSによる唾液腺破壊の進行度をより正確に評価することができることも付け加えたい[3]．

文献

1) Takagi Y, Sasaki M, Eida S, et al.：Comparison of salivary gland MRI and ultrasonography findings among patients with Sjögren's syndrome over a wide age range. Rheumatology 2022；61：1986-1996.
2) Takagi Y, Hashimoto K, Sasaki M, et al.：Juvenile onset of primary Sjögren's syndrome：Changes in imaging findings during a 7 year progression. Clin Exp Rheumatol 2022；40：2466-2467.
3) Takagi Y, Sumi M, Nakamura H, et al.：Salivary gland US as a primary imaging tool for predicting efficacy of xerostomia treatment in patients with Sjögren's syndrome. Rheumatology 2016；55：237-245.

（清水俊匡，高木幸則）

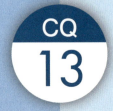

唾液腺エコー検査は診断，重症度，治療反応性評価にどれだけ寄与するか

推奨提示

推奨文
- 唾液腺エコー検査は，腺病変の診断と重症度の評価に有用な検査として実施することを提案する．

推奨の強さ 弱い：「実施する」ことを提案する
エビデンスの強さ C（弱）
費用対効果の観点からの留意事項 評価未実施

推奨作成の経過

シェーグレン症候群（Sjögren's syndrome：SS）の腺病変の評価として，唾液腺エコー検査は非侵襲的な検査であることから，その実施に関する報告は増えており，有用性を評価することは重要な臨床課題である．唾液腺エコー検査は国際的な診断・分類基準には含まれていないが，本 CQ の推奨作成にあたっては診断能，重症度評価の有用性を重要視した．

本 CQ のアウトカムとして，SS の診断，SS の重症度，SS の治療反応性が挙げられ，システマティックレビュー（SR）が行われた．

SR では，2017 年版ガイドラインで採用された論文に 17 本の論文を追加し，計 22 本（14 本の観察研究と 2 本の RCT，2 本の定性的 SR，4 本のメタアナリシス）を対象とした．

SR の結果，診断能については，4 本のメタアナリシスを含む 14 本の研究で，報告によって幅はあるが感度：67〜100％，特異度：71〜95.5％ と報告されていた．重症度分類については，さまざまなスコアリングシステムが使用されていたが，唾液分泌量との相関も報告されていた．また，SS の全身的な疾患活動性指標（ESSDAI，ESSPRI）との関連も示されていた．

SS の治療反応性については，1 つの症例対照研究において治療効果（唾液分泌増加量）を評価するのに有用と報告されていたが，有意水準には達しておらず，2 つの RCT において生物学的製剤の治療反応性を評価されていたが，臨床試験薬といった新薬に対する治験の効果であり，判定困難と考えられた．

総合すると，唾液腺エコー検査は SS の腺病変の診断や重症度の評価に有用と考えられた．

論文数は増えているが，観察研究およびそのメタ解析が多く，RCT は治験薬の評価が主アウトカムであり，唾液腺エコー検査の評価がアウトカムではなかったため，エビデンスの総括は エビデンスの強さC（弱） であった．

益と害のバランスに関しては，上記のエビデンスレベルではあるが，一定の診断能や重症度との関連が報告されており，有害事象や患者の負担は少ないと判断された．

唾液腺エコー検査は診断や重症度の評価に有用性を示す報告が増えており，実地診療でも評価の機会が増えている．検査実施の侵襲性はなく，検査費用からも汎用性が期待されると考えられた．

以上より，推奨としては，唾液腺エコー検査は，腺病変の診断と重症度の評価に有用な検査として

実施することを提案するとした.

SR レポートのまとめ

14 本の観察研究（11 本の症例対照研究[1～11]，2 本の症例集積[12,13]，1 本の前向きコホート研究[14]）と 2 つの RCT[15,16]を対象に SR を行った．さらに，2 つの定性的 SR と 4 つのメタアナリシス（計 6 論文）[17～22]を評価に加えた.

唾液腺エコー検査は，SS の診断において唾液腺造影検査とほぼ同等の診断能を有すると報告されている[1,18]．また，口唇腺生検との比較的高い関連性や診断基準において，その代替・追加項目となり得る可能性が示されている[2,5,7,8,13,14]．診断能については，4 つのメタアナリシスを含む 14 の研究[1,2,4,6,8～11,13,14,18～21]で，感度：67～100%，特異度：71～95.5% と報告されているが，これらの値については報告によって幅がみられる.

SS の重症度分類については，ざまざまなスコアリングシステムが使用されており[4,6,9～11,13,14,20]，唾液分泌量との相関も報告されている．また，SS の全身的な疾患活動性指標（ESSDAI，ESSPRI）との関連も示されている[6].

SS の治療反応性については，1 つの症例対照研究において治療効果（唾液分泌増加量）を評価するのに有用と報告されているが，有意水準には達していない[3]．2 つの RCT において生物学的製剤の治療反応性を評価するのに有用となる可能性が報告されているが，新薬に対する治験の効果であり，判定が困難である[15,16].

以上より，唾液腺エコー検査は SS の腺病変の診断や重症度の評価に有用と考えられる．ただし，メタアナリシスにおいて懐疑的な意見も述べられており[19]，今後も異常所見の定義や用いるスコアリングシステムなどの標準化に向けた努力が必要である．また，治療反応性の評価についてもさらなる検討が必要である.

引用文献リスト

採用論文

1) Takagi Y, Sumi M, Nakamura H, et al.：Ultrasonography as an additional item in the American College of Rheumatology classification of Sjögren's syndrome. Rheumatology（Oxford）2014；53：1977-1983.

2) Takagi Y, Kimura Y, Nakamura H, et al.：Salivary gland ultrasonography：can it be an alternative to sialography as an imaging modality for Sjögren's syndrome? Ann Rheum Dis 2010；69：1321-1324.

3) Takagi Y, Sumi M, Nakamura H, et al.：Salivary gland ultrasonography as a primary imaging tool for predicting efficacy of xerostomia treatment in patients with Sjögren's syndrome. Rheumatology（Oxford）2016；55：237-245.

4) Lee KA, Lee S-H, Kim H-R：Diagnostic and predictive evaluation using salivary gland ultrasonography in primary Sjögren's syndrome. Clin Exp Rheumatol 2018；36 Suppl 112：165-172.

5) Takagi Y, Nakamura H, Sumi M, et al.：Combined classification system based on ACR/EULAR and ultrasonographic scores for improving the diagnosis of Sjögren's syndrome. PLoS One 2018；13：e0195113.

6) Milic V, Colic J, Cirkovic A, et al.：Disease activity and damage in patients with primary Sjögren's syndrome：Prognostic value of salivary gland ultrasonography. PLoS One 2019；14：e0226498.

7) Jousse-Joulin S, Gatineau F, Baldini C, et al.：Weight of salivary gland ultrasonography compared to other items of the 2016 ACR/EULAR classification criteria for Primary Sjögren's syndrome. J Intern Med 2020；287：180-188.

8) van Nimwegen JF, Mossel E, Delli K, et al.：Incorporation of salivary gland ultrasonography into the American college of rheumatology/European league against rheumatism criteria for primary Sjögren's syndrome. Arthritis Care Res 2020；72：583-590.

9) Zhang X, Feng R, Zhao J, et al.：Salivary gland ultrasonography in primary Sjögren's syndrome from diagnosis to clinical stratification：a multicentre study. Arthritis Res Ther 2021；23：305.

10) Bukhari AF, Farag A, Papas A, et al.：Salivary glands ultrasonography as a diagnostic aid in Sjögren syndrome：a prospective pilot investigation. Oral Surg Oral Med Oral Pathol Oral Radiol 2021；132：172-181.

11) Fana V, Dohn UM, Krabbe S, et al.：Application of the OMERACT grey-scale ultrasound scoring system for salivary glands in a single-centre cohort of patients with suspected Sjögren's syndrome. RMD Open 2021；7：e001516.

12) Chikui T, Shimizu M, Kawazu T, et al. : A quantitative analysis of sonographic images of the salivary gland : a comparison between sonographic and sialographic findings. Ultrasound Med Biol 2009 ; 35 : 1257-1264.

13) Milic VD, Petrovic RR, Boricic IV, et al. : Major salivary gland sonography in Sjögren's syndrome : diagnostic value of a novel ultrasonography score（0-12）for parenchymal inhomogeneity. Scand J Rheumatol 2010 ; 39 : 160-166.

14) Mossel E, Arends S, van Nimwegen JF, et al. : Scoring hypoechogenic areas in one parotid and one submandibular gland increases feasibility of ultrasound in primary Sjögren's syndrome. Ann Rheum Dis 2018 ; 77 : 556-562.

15) Jousse-Joulin S, Devauchelle-Pensec V, Cornec D, et al. : Brief report : ultrasonographic assessment of salivary gland response to rituximab in primary Sjögren's syndrome. Arthritis Rheumatol 2015 ; 67 : 1623-1628.

16) Fisher BA, Everett CC, Rout J, et al. : Effect of rituximab on a salivary gland ultrasound score in primary Sjögren's syndrome : results of the TRACTISS randomised double-blind multicentre substudy. Ann Rheum Dis 2018 ; 77 : 412-416.

17) Jousse-Joulin S, Milic V, Jonsson MV, et al. : Is salivary gland ultrasonography a useful tool in Sjögren's syndrome? A systematic review. Rheumatology（Oxford）2016 ; 55 : 789-800.

18) Song GG, Lee YH. Diagnostic accuracies of sialography and salivary ultrasonography in Sjögren's syndrome patients : a meta-analysis. Clin Exp Rheumatol 2014 ; 32 : 516-522.

19) Delli K, Dijkstra PU, Stel AJ, et al. : Diagnostic properties of ultrasound of major salivary glands in Sjögren's syndrome : a meta-analysis. Oral Dis 2015 ; 21 : 792-800.

20) Zhou M, Song S, Wu S, et al. : Diagnostic accuracy of salivary gland ultrasonography with different scoring systems in Sjögren's syndrome : a systematic review and meta-analysis. Sci Rep 2018 ; 8 : 17128.

21) Ramsubeik K, Motilal S, Sanchez-Ramos L, et al. : Diagnostic accuracy of salivary gland ultrasound in Sjögren's syndrome : A systematic review and meta-analysis. Ther Adv Musculoskelet Dis 2020 ; 12 : 1759720X20973560.

22) Martire MV, Santiago ML, Cazenave T, et al. : Latest advances in ultrasound assessment of salivary glands in Sjögren syndrome. J Clin Rheumatol 2018 ; 24 : 218-223.

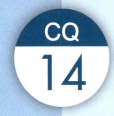

CQ 14 唾液腺MRI検査は診断，重症度，治療反応性評価にどれだけ寄与するか

推奨提示

推奨文
- 唾液腺MRI検査は，腺病変の診断と重症度の評価に有用な検査として実施することを提案する．

推奨の強さ　弱い：「実施する」ことを提案する
エビデンスの強さ　C（弱）
費用対効果の観点からの留意事項　評価未実施

推奨作成の経過

シェーグレン症候群（Sjögren's syndrome：SS）の腺病変の評価として，唾液腺MRI検査は非侵襲的な検査であることから，その実施に関する報告は増えており，有用性を評価することは重要な臨床課題である．

唾液腺MRI検査は国際的な診断・分類基準には含まれていないが，本CQの推奨作成にあたっては診断能，重症度評価の有用性を重要視した．

本CQのアウトカムとして，SSの診断，SSの重症度，SSの治療反応性が挙げられ，システマティックレビュー（SR）が行われた．SRでは，2017年版ガイドラインで採用された論文に2本の論文を追加し，計8本の観察研究を対象とした．

SRの結果，診断については，8つの研究で診断に有用と示されており，4つの研究で，感度：80.6〜96％，特異度：88〜100％であった．重症度分類については，5つの研究で従来の唾液腺造影検査と同様のステージ分類が可能で，2つの研究で唾液腺造影のステージ分類と有意な相関を認めると報告され，1つの研究では両者のステージ分類は84％一致していた．治療反応性の評価については，耳下腺のMRI拡散強調画像が生物学的製剤投与に対する唾液分泌の反応性の評価・予測に有用とする論文がみられたが，サンプルサイズが小さく，有意水準には達しなかった．総合すると，唾液腺MRI検査はSSの腺病変の診断や重症度の評価に有用と考えられた．

唾液腺造影検査と同等の重症度評価が可能であるという報告や診断能や重症度との関連をみる報告は増えているが，いずれも観察研究であり，エビデンスの総括は エビデンスの強さC（弱） であった．

益と害のバランスに関しては，高い診断能や重症度との関連が報告されており，有害事象や患者の負担は少ないと判断された．

唾液腺MRI検査は診断や重症度の評価に有用性を示す報告が増えているが，検査費用の高さや実施可能施設が限られていることから，この検査法に対する患者の意向はばらつくと考えられた．

以上より，推奨としては，唾液腺MRI検査は腺病変の診断と重症度の評価に有用な検査として実施することを提案するとした．

治療反応性の評価への有用性は課題として残されている．

SR レポートのまとめ

8つの観察研究（6つの症例対照研究[1~6]，1つのその他の研究[7]，1つの症例集積[8]）を対象に SR を行った．メタアナリシスの対象となる研究はなかった．

診断については，8つの研究[1~8]で診断に有用と示されており，4つの研究[2,3,5,7]で，感度：80.6～96%，特異度：88～100% であった．

重症度分類については，5つの研究[1~3,7,8]で従来の唾液腺造影検査と同様のステージ分類が可能で，2つの研究[1,3]で有意な相関を認めると報告されていた．1つの研究[7]では両者のステージ分類は84% 一致していた．

治療反応性の評価については，耳下腺の MRI 拡散強調画像が生物学的製剤投与に対する唾液分泌の反応性の評価・予測に有用とする論文がみられたが，サンプルサイズが小さく，有意水準には達していなかった[6]．

以上より，唾液腺 MRI 検査は SS の診断や重症度の評価に有用であると考えられる．MRI 検査は MR シアログラフィを併用することで，腺実質と管系の両方の評価も行えることが他の検査法にはない大きなメリットである．また，ステージ分類についても従来の唾液腺造影検査とほぼ同等の分類が可能と考えられる．ただし，MR シアログラフィでは唾液の枯渇によって，高度進行例において唾液腺造影のステージと乖離がみられる可能性があるため，注意が必要である[2]．

引用文献リスト

採用論文

1) Takagi Y, Sumi M, Van Cauteren M, et al.：Fast and high-resolution MR sialography using a small surface coil. J Magn Reson Imaging 2005；22：29-37.
2) Takagi Y, Sumi M, Sumi T, et al.：MR microscopy of the parotid glands in patients with Sjögren's syndrome：quantitative MR diagnostic criteria. AJNR Am J Neuroradiol 2005；26：1207-1214.
3) El Miedany YM, Ahmed I, Mourad HG, et al.：Quantitative ultrasonography and magnetic resonance imaging of the parotid gland：can they replace the histopathologic studies in patients with Sjögren's syndrome? Joint Bone Spine 2004；71：29-38.
4) Izumi M, Hida A, Takagi Y, et al.：MR imaging of the salivary glands in sicca syndrome：comparison of lipid profiles and imaging in patients with hyperlipidemia and patients with Sjögren's syndrome. AJR Am J Roentgenol 2000：175：829-834.
5) Kojima I, Sakamoto M, Iikubo M, et al.：Diagnostic performance of MR imaging of three major salivary glands for Sjögren's syndrome. Oral Dis 2017；23：84-90.
6) Takahashi H, Tsuboi H, Yokosawa M, et al.：Diffusion-weighted magnetic resonance imaging of parotid glands before and after abatacept therapy in patients with Sjögren's syndrome associated with rheumatoid arthritis：Utility to evaluate and predict response to treatment. Mod Rheumatol 2018；28：300-307.
7) 武田真由美，藤林孝司，渡邉八州郎．Sjögren 症候群の診断における MR-sialography の検討．日口粘膜誌 2002；8：58-67.
8) 大林尚人．MR シアログラフィーを用いたシェーグレン症候群の診断．歯科放射線 2004；44：43-48.

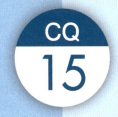

唾液腺シンチグラフィ検査は診断，重症度，治療反応性評価にどれだけ寄与するか

推奨提示

推奨文
- 唾液腺シンチグラフィ検査は，腺病変の診断と重症度の評価に有用な検査として実施することを提案する．

推奨の強さ　弱い：「実施する」ことを提案する
エビデンスの強さ　C（弱）
費用対効果の観点からの留意事項　評価未実施

推奨作成の経過

シェーグレン症候群（Sjögren's syndrome：SS）の腺病変の評価として唾液腺シンチグラフィ検査は国際的な診断・分類基準に含まれているが，近年の知見も踏まえた有用性を評価することは重要な臨床課題である．

本 CQ の推奨作成にあたっては診断と重症度の評価の有用性を重要視した．

本 CQ のアウトカムとして，SS の診断，SS の重症度，SS の治療反応性が挙げられ，システマティックレビュー（SR）が行われた．

SR では，2017 年版ガイドラインで採用された論文に 5 本の論文を追加し，計 14 本の観察研究を対象とした．SR の結果，診断については，13 の研究で，感度：64～100％，特異度：48.6～93％であった．これらの値については報告によって幅がみられ，唾液腺シンチグラフィ以外の画像検査法に比べ，特異度が低い傾向がみられた．重症度分類については，11 の研究で放射線同位元素の集積率や排泄率等などのパラメータを測定することで定量化が可能であると示されていた．

以上より，唾液腺シンチグラフィ検査は SS の腺病変の診断や重症度の評価に有用と考えられた．

しかし，新規の論文数は減少傾向で，また観察研究であり，結果のばらつきを認めることから，エビデンスの総括は **エビデンスの強さC（弱）** であった．

益と害のバランスに関しては，診断能は唾液腺造影よりも低いが，重症度との関連が報告されており，有害事象や患者の負担は少ないと判断された．

唾液腺シンチグラフィ検査は診断・分類基準に含まれる評価ではあるが，実施機会は減少してきており，検査費用の高さや実施可能施設が限られていることから，この検査法に対する患者の実施への意向はばらつくと考えられた．

以上より，推奨としては，唾液腺シンチグラフィ検査は，腺病変の診断と重症度の評価に有用な検査として実施することを提案するとした．

SR レポートのまとめ

14 の観察研究（12 の症例対照研究[1~12]，2 つの症例集積[13,14]）を対象に SR を行った．メタアナリシスの対象となる研究はなかった．

診断については，12 の研究[1,3,4,5~12,14]で診断に有用と示してあり，9 つの研究[3,4,6~12]で，感度：64~100%，特異度：48.6~93% であった．これらの値については報告によって幅がみられ，唾液腺シンチグラフィ以外の画像検査法に比べ，特異度が低い傾向がみられた．

重症度分類については，11 の研究[1,3,4,6,8~14]で放射線同位元素の集積率や排泄率等などのパラメータを測定することで定量化が可能であると示されていた．4 つの研究[3,6,13,14]で，従来の検査である口唇腺生検・唾液分泌量検査での重症度との有意な相関を認めた．一方で，1 つの研究で，SS の全身活動性指標（ESSDAI）と各種パラメータとの明らかな相関は認められないと報告されていた[8]．治療反応性についての研究はなかった．

以上より，唾液腺シンチグラフィ検査は SS の診断や重症度の評価に有用であると考えられる．しかし，測定する部位（耳下腺・顎下腺，左右）でばらつきがあり，単独での診断は困難であるという報告がみられた．また，定性，定量評価のどちらが有用であるか，どのパラメータが有用であるかなど，報告により見識の相違がみられた．機能評価が行える点は他の画像検査法にはないメリットであるため，今後も標準化に向けた継続的な努力が必要である．

引用文献リスト

採用論文

1) Shizukuishi K, Nagaoka S, Kinno Y, et al.：Scoring analysis of salivary gland scintigraphy in patients with Sjögren's syndrome. Ann Nucl Med 2003；17：627-631.

2) Booker J, Howarth D, Taylor L, et al.：Appropriate utilization of semi-quantitative analysis in salivary scintigraphy. Nucl Med Commun 2004；25：1203-1210.

3) Tonami H, Higashi K, Matoba M, et al.：A comparative study between MR sialography and salivary gland scintigraphy in the diagnosis of Sjögren syndrome. J Comput Assist Tomogr 2001；25：262-268.

4) Kim H-A, Yoon S-H, Yoon J-K, et al.：Salivary gland scintigraphy in Sjögren's syndrome. Comparison of the diagnostic performance of visual and semiquantitative analysis. Nuklearmedizin 2014；53：139-145.

5) Aung W, Murata Y, Ishida R, et al.：Study of quantitative oral radioactivity in salivary gland scintigraphy and determination of the clinical stage of Sjögren's syndrome. J Nucl Med 2001；42：38-43.

6) Dugonjic S, Stefanović D, Ethurović B, et al.：Evaluation of diagnostic parameters from parotid and submandibular dynamic salivary glands scintigraphy and unstimulated sialometry in Sjögren's syndrome. Hell J Nucl Med 2014；17：116-122.

7) 宮本俊明，真砂玲治：シェーグレン症候群に対する定量的唾液腺シンチグラフィの応用．聖隷浜松病院医学雑誌 2003；3：3-8.

8) Angusti T, Pilati E, Parente A, et al.：Semi-quantitative analysis of salivary gland scintigraphy in Sjögren's syndrome diagnosis：a first-line tool. Clin Oral Investig 2017；21：2389-2395.

9) Nadal M, Levy M, Bakhsh A, et al.：Salivary scintigraphy for Sjögren's syndrome in patients with xerostomia：A retrospective study. Oral Dis 2018；24：552-560.

10) Zhu G-W, Gao Z, Feng H-B, et al.：Quantitative analysis for modified Schall's classification by stimulation test with dynamic scintigraphy in Sjögren's syndrome. Int J Rheum Dis 2020；23：381-391.

11) Kaldeway HP, Borg E-JT, van de Garde EMW, et al.：Validation of quantitative salivary gland scintigraphy in relation to the American-European concensus criteria for Sjogren's syndrome. Nucl Med Commun 2019；40：343-348.

12) García-González M, González-Soto MJ, Rodríguez-Bethencour MAG, et al.：The validity of salivary gland scintigraphy in Sjogren's syndrome diagnosis：comparison of visual and excretion fraction analyses. Clin Rheumatol 2021；40：1923-1931.

13) Ramos-Casals M, Brito-Zerón P, Perez-DE-Lis M, et al.：Clinical and prognostic significance of parotid scintigraphy in 405 patients with primary Sjögren's syndrome. J Rheumatol 2010；37：585-590.

14) Zou Q, Jiao J, Zou M-H, et al.：Semi-quantitative evaluation of salivary gland function in Sjögren's syndrome using salivary gland scintigraphy. Clin Rheumatol 2012；31：1699-1705.

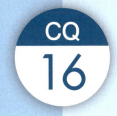

CQ 16 唾液腺造影検査は診断，重症度，治療反応性評価にどれだけ寄与するか

推奨提示

推奨文
- 唾液腺造影検査は，腺病変の診断と重症度の評価に有用な検査として実施することを提案する．

推奨の強さ 弱い：「実施する」ことを提案する
エビデンスの強さ C（弱）
費用対効果の観点からの留意事項 評価未実施

推奨作成の経過

シェーグレン症候群（Sjögren's syndrome：SS）の腺病変の評価として唾液腺造影検査は国際的な診断・分類基準に含まれているが，近年の知見も踏まえた有用性を評価することは重要な臨床課題である．

本CQの推奨作成にあたっては診断と重症度の評価の有用性を重要視した．本CQのアウトカムとして，SSの診断，SSの重症度，SSの治療反応性が挙げられ，システマティックレビュー（SR）が行われた．

SRでは，2017年版ガイドラインで採用された論文に1本の論文を追加し，計6本の論文（5本の観察研究と1本のメタアナリシス）を対象とした．SRの結果，診断については，1つのメタアナリシスで，唾液腺造影検査は感度：73〜96％，特異度：82〜100％で，唾液腺エコー検査とほぼ同等の診断能を有すると報告されていた．重症度分類については，4つの研究でRubin & Holt分類が使用され重症度が確立されていた．

以上より，唾液腺造影検査はSSの腺病変の診断や重症度の評価に有用と考えられた．しかし，論文数は減少傾向で，また観察研究であり，明確な数値での診断能の記載がない研究が多いことから，エビデンスの総括は **エビデンスの強さC（弱）** であった．

益と害のバランスに関しては，診断能は他の画像検査よりも高く，重症度との関連も報告されているが，侵襲性がやや高いことからバランスは確実ではないと判断された．唾液腺造影検査は診断・分類基準に含まれる評価ではあるが，実施機会は激減してきており，実施可能施設が限られていることから，この検査法に対する患者の実施への意向は高くないと考えられた．

以上より，推奨としては，唾液腺造影検査は，腺病変の診断と重症度の評価に有用な検査として実施することを提案するとした．

SRレポートのまとめ

5つの観察研究（1つの症例対照研究[1]，3つの症例集積研究[2〜4]，1つのその他の研究[5]）を対象にSRを行った．また，1つのメタアナリシス[6]（計6論文）を評価に加えた．

診断については，4つの研究[1~4]で診断ツールとして用いられていたが，感度/特異度などの具体的な結果は示されていなかった．また，1つのメタアナリシスで，唾液腺造影検査は感度：73〜96%，特異度：82〜100%で，唾液腺エコー検査とほぼ同等の診断能を有すると報告されていた[5]．

　重症度分類については，4つの研究[1,2,4,5]でRubin & Holt分類が使用されていた．

　治療反応性についての研究はなかった．

　以上より，唾液腺造影検査はSSの診断や重症度分類に有用であると考えられる．感度，特異度とも比較的高いが，その侵襲性などから世界的にその使用は激減している．非侵襲的な検査法である唾液腺エコー検査や唾液腺MRI検査（MRシアログラフィを含む）への代替が進んでおり，過去の検査法になりつつある．

引用文献リスト

採用論文

1) Tomiita M, Ueda T, Nagata H, et al.：Usefulness of magnetic resonance sialography in patients with juvenile Sjögren's syndrome. Clin Exp Rheumatol 2005；23：540-544.
2) Chikui T, Shimizu M, Kawazu T, et al.：A quantitative analysis of sonographic images of the salivary gland：a comparison between sonographic and sialographic findings. Ultrasound Med Biol 2009；35：1257-1264.
3) Kalk WW, Vissink A, Spijkervet FK, et al.：Morbidity from parotid sialography. Oral Surg Oral Med Oral Pathol Oral Radiol Endod 2001；92：572-575.
4) Shimizu M, Okamura K, Yoshiura K, et al.：Sonographic diagnostic criteria for screening Sjögren's syndrome. Oral Surg Oral Med Oral Pathol Oral Radiol Endod 2006；102：85-93.
5) 大林尚人：MRシアログラフィーを用いたシェーグレン症候群の診断．歯科放射線 2004；44：43-48.
6) Song GG, Lee YH：Diagnostic accuracies of sialography and salivary ultrasonography in Sjögren's syndrome patients：a meta-analysis. Clin Exp Rheumatol 2014；32：516-522.

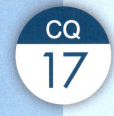

CQ 17 予後に影響する合併症は何か

推奨提示

推奨文
①悪性リンパ腫は予後に影響する合併症の一つであることを提案する．
②その他，多発性骨髄腫などの血液腫瘍疾患，原発性胆汁性胆管炎，間質性肺疾患，肺動脈性肺高血圧症なども予後に影響しうるものとして提案する．

推奨の強さ　①弱い：「実施する」ことを提案する
　　　　　　　②弱い：「実施する」ことを提案する

エビデンスの強さ　①D（非常に弱い）
　　　　　　　　　　②D（非常に弱い）

費用対効果の観点からの留意事項　評価未実施

推奨作成の経過

　本CQでいう合併症とは，CQ3の腺外病変と区別して，単独でも起こりうる合併疾患とした．二次性シェーグレン症候群（Sjögren's syndrome：SS）では，併存する関節リウマチなどの全身性自己免疫疾患も合併疾患となるが，その場合の予後は合併する全身性自己免疫疾患にもよるため本論には含めなかった．一次性SS（pSS）で知られる合併症は，血液腫瘍疾患では悪性リンパ腫，多発性骨髄腫など，消化器疾患では原発性胆汁性胆管炎，呼吸器疾患では間質性肺疾患（ILD），循環器疾患では肺動脈性肺高血圧症があり，いずれも生命予後にかかわりうるものであり重要であると考えた．これらのうち，SSの合併症として検証が可能な文献を見出すことができたのは悪性リンパ腫と間質性肺疾患であった．

　悪性リンパ腫に関しては，4つのコホート研究および1つの症例対照研究の文献報告があり，これらを対象にシステマティックレビュー（SR）を行った．報告を集計するとpSSでの悪性リンパ腫による死亡率は約1.0％であり，報告間のばらつきは小さかった．いずれも一般人口における悪性リンパ腫による死亡率，悪性リンパ腫を合併しないpSSにおける死亡率について記載がなく，メタアナリシスは実施できず，エビデンスの総括は **エビデンスの強さ D（非常に弱い）** であった．ただし，国立がん研究センターの報告では日本国内での悪性リンパ腫による累積死亡率が男0.8％，女0.5％とされており，一般人口に比べるとSSでは悪性リンパ腫による死亡率が高い可能性が考えられた．以上より，SSの診療において悪性リンパ腫は予後に影響する合併症の一つとして注意するほうがよいと結論した．

　間質性肺疾患に関しては，3つのコホート研究があり，これらを対象にSRを行った．これらを集計すると間質性肺疾患を合併した場合の5年生存率は81.1～89.8％であった．死因の半数以上は間質性肺疾患の急性増悪や間質性肺疾患の進行による慢性呼吸不全であり，間質性肺疾患も予後に影響する合併症と考えられた．

　SRでは，心血管系合併症も，予後に影響する可能性のある合併症として抽出されたが，SSに特徴

的な合併症とはいえないことから，推奨文では言及しなかった．悪性リンパ腫，間質性肺疾患以外に，多発性骨髄腫などの血液腫瘍疾患，原発性胆汁性胆管炎，肺動脈肺高血圧症なども予後に影響しうるものとして検証すべきものであり留意するように提案した．

SR レポートのまとめ

4つのコホート研究[1~4]および1つの症例対照研究[5]を対象としてSRを行った．国内患者を対象とした大規模報告はみられなかった．報告の集計ではpSSにおける悪性リンパ腫の死亡率は約1.0%であり，報告間のばらつきは小さかった．一般人口における悪性リンパ腫死亡率，悪性リンパ腫非合併のpSSにおける死亡率のデータ未記載のため，定量的評価（メタアナリシス）は困難であった．ただし，日本国内では悪性リンパ腫による累積死亡率が男0.8%，女0.5%とされており[6]，悪性リンパ腫による死亡率上昇の可能性は考えられた．

なお，ほかに予後に影響を与える可能性のある稀な合併症として，肺動脈性肺高血圧症やアミロイドーシスなども想定されたが，大規模報告例が乏しいため，今回の評価対象からは外れた．

以上の結果から，エビデンスは非常に弱いが悪性リンパ腫がSSの予後に影響する合併症である可能性が考えられた．

2017年以降，4つのコホート研究が見出された．コホート研究では，間質性肺疾患，心血管系合併症が示された．間質性肺疾患は，通常型間質性肺炎（UIP）を38.7%に認め，1年生存率93.5%，3年85.8%，5年81.1%であった[7]．ほかの報告では5年生存率88.5%[8]，89.8%[9]であり，予後に影響する合併症と考えられた．心血管系合併症は61.6%に認められ（対照群29.7%，$p < 0.01$），影響を与える因子として年齢，高血圧症，腺外症状が同定された[10]．これも予後に影響する可能性のある合併症として採用した．

引用文献リスト

採用論文

1) Brito-Zerón P, Kostov B, Solans R, et al.：Systemic activity and mortality in primary Sjögren syndrome：predicting survival using the EULAR-SS Disease Activity Index（ESSDAI）in 1045 patients. Ann Reheum Dis 2016；75：348-355.

2) Voulgarells M, Ziakas PD, Papageorgiou A, et al.：Prognosis and outcome of non-Hodgkin lymphoma in primary Sjögren syndrome. Medicine 2012；91：1-9.

3) Alamanos Y, Tsifetaki N, Voulgari PV, et al.：Epidemiology of primary Sjögren's syndrome in north-west Greece, 1982-2003. Rheumatology 2006；45：187-191.

4) Theander E, Henriksson G, Ljungberg O, et al.：Lymphoma and other malignancies in primary Sjögren's syndrome：a cohort study on cancer incidence and lymphoma predictors. Ann Rheum Dis 2006；65：796-803.

5) Ioannidis J, Vassiliou VA, Moutsopoulos HM：Long-term risk of mortality and lymphoproliferative disease and predictive classification of primary Sjögren's syndrome. Arthritis Rheum 2002；46：741-747.

6) 国立がん研究センター：がん情報サービス．最新がん統計．http://ganjoho.jp/reg_stat/statistics/stat/summary.html〔2025年1月22日アクセス〕.

7) Kim YJ, Choe J, Kim HJ, et al.：Long-term clinical course and outcome in patients with primary Sjögren syndrome-associated interstitial lung disease. Sci Rep 2021；11：12827.

8) Gao H, Zhang X-W, He J, et al.：Prevalence, risk factors, and prognosis of interstitial lung disease in a large cohort of Chinese primary Sjögren syndrome patients：A case-control study. Medicine 2018；97：e11003.

9) Kamiya Y, Fujisawa T, Kono M, et al.：Prognostic factors for primary Sjögren's syndrome-associated interstitial lung diseases. Respiratory Med 2019；159：105811.

10) Cai X, Jing Luo J, Wei T, et al.：Risk of Cardiovascular Involvement in Patients with Primary Sjögren's Syndrome：a large-scale cross-sectional cohort study. Acta Rheumatol Port 2019；44：71-77.

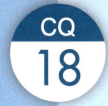

CQ 18 合併する悪性リンパ腫の特徴は何か

推奨提示

推奨文
- 合併する悪性リンパ腫では，節外性辺縁帯リンパ腫（MALTリンパ腫）の発症率が高いことが特徴であり，診断時のみならず長期経過中においても留意することを推奨する．

推奨の強さ　強い：「実施する」ことを推奨する
エビデンスの強さ　A（強）
費用対効果の観点からの留意事項　評価未実施

推奨作成の経過

　CQ17で提案されたように悪性リンパ腫は予後に影響を与える注意すべき合併症である．その病型の特徴を検証し明らかにすることは，シェーグレン症候群（Sjögren's syndrome：SS）における悪性リンパ腫の診断と治療の円滑化につながる重要な臨床課題である．

　一次性シェーグレン症候群（pSS）に合併する悪性リンパ腫の特徴について，7本のコホート研究[1〜7]，3本の症例対照研究[9,10]を対象に，システマティックレビュー（SR）を行った．

　8本の研究のメタアナリシスを行った結果，pSSでは悪性リンパ腫に占める節外性辺縁帯リンパ腫（MALTリンパ腫）の割合が健常人口に比して統計学的有意に高率であった（ハザード比〈HR〉：2.102，95％信頼区間〈CI〉：1.257-3.516，$p=0.0046$）**エビデンスの強さA〈強〉**．一方で，8本の研究のメタアナリシスでは，悪性リンパ腫に占めるびまん性大細胞型B細胞リンパ腫（diffuse large B-cell lymphoma：DLBCL）の占める割合はpSSと健常者人口で統計学的有意差は認められなかった（HR：0.754，95％CI：0.299-1.905，$p=0.5508$）**エビデンスの強さC〈弱〉**．

　以上より，SSに合併する悪性リンパ腫の特徴として，MALTリンパ腫の占める割合が健常者に比して多く，一方で，DLBCLについては健常者と同程度であることが示された．今回のSRでは，悪性リンパ腫の合併時期に関しては評価されていないが，SSにおける悪性リンパ腫の発症は，診断時のみならず，長期経過中にも留意が必要と判断した．MALTリンパ腫の検索目的に検査が増える可能性はあるが，MALTリンパ腫の同定は予後の改善に寄与すると考えられ，患者の希望にも沿えると考えられた．

SRレポートのまとめ

　pSSに合併する悪性リンパ腫の特徴についてSRを行った．合併するMALTリンパ腫については，8本のコホート研究[1〜8]，3本の症例対照研究[9〜11]を対象に，pSSに合併する悪性リンパ腫の特徴についてSRを行った．メタアナリシスでは，悪性リンパ腫症例に占めるMALTリンパ腫の割合が健常者人口で6.3％，pSSで21.8％，pSSでは悪性リンパ腫に占めるMALTリンパ腫の割合が健常人口に比し

て統計学的有意に高率であり（HR：2.102，95%CI：1.257-3.516，*p*＝0.0046），有意なリスク上昇があるものと考えられた．合併するDLBCLのメタアナリシスでは，悪性リンパ腫症例に占めるDLBCLの割合が健常者人口で31.8%，pSSで33.0%であり，悪性リンパ腫のうちDLBCLの占める割合はpSSと健常者人口で統計学的有意差は認められなかった（HR：0.754，95%CI：0.299-1.905，*p*＝0.5508）．

　以上より，合併する悪性リンパ腫はMALTリンパ腫が健常者人口に比してpSSに多い A と考えられた．他方で，DLBCLについては健常者人口と同程度の C と考えられる．

引用文献リスト

採用論文

1) Papageourgiou A, Ziogas DC, Mavragani CP, et al.：Predicting the outcome of Sjogren's syndrome-associated non-hodgkin's lymphoma patients. PLoS One 2015；10：e0116189.

2) Voulgarelis M, Ziakas PD, Papageorgiou A, et al.：Prognosis and outcome of non-Hodgkin lymphoma in primary Sjögren syndrome. Medicine 2012；91：1-9.

3) Pollard RPE, Pijpe J, Bootsma H, et al.：Treatment of mucosa-associated lymphoid tissue lymphoma in Sjögren's syndrome：a retrospective clinical study. J Rheumatol 2011；38：2198-208.

4) Baimpa E, IsDahabreh IJ, Voulgarelis M, et al.：Hematologic manifestations and predictors of lymphoma development in primary Sjögren syndrome：clinical and pathophysiologic aspects. Medicine 2009；88：284-293.

5) Ahn JK, Hwang J, Seo GH, et al.：Risk of non-Hodgkin's lymphoma and thyroid cancer in primary Sjögren's syndrome measured using the Korean Health Insurance Claims Database. Clin Exp Rheumatol 2020；38 Suppl 126：40-46.

6) Vasaitis L, Nordmark G, Theander E, et al.：Population-based study of patients with primary Sjögren's syndrome and lymphoma：lymphoma subtypes, clinical characteristics, and gender differences. Scand J Rheumatol 2020；49：225-232.

7) Chiu Y-H, Chung C-H, Lin K-T, et al.：Predictable biomarkers of developing lymphoma in patients with Sjögren syndrome：a nationwide population-based cohort study. Oncotarget 2017；8：50098-50108.

8) Lorenzon M, Di Franco FT, Zabotti A, et al.：Sonographic features of lymphoma of the major salivary glands diagnosed with ultrasound-guided core needle biopsy in Sjögren's syndrome. Clin Exp Rheum 2021；39 Suppl 133：175-183.

9) Anderson LA, Gadalla S, Morton LM, et al.：Population-based study of autoimmune conditions and the risk of specific lymphoid malignancies. Int J Cancer 2009；125：398-405.

10) Travaglino A, Giordano C, Pace M, et al.：Sjögren syndrome in primary salivary gland lymphoma. Am J Clin Pathol 2020；153：719-724.

11) Smedby KE, Vajdic CM, Falster M, et al.：Autoimmune disorders and risk of non-Hodgkin lymphoma subtypes：a pooled analysis within the InterLymph Consortium. Blood 2008；111：4029-4038.

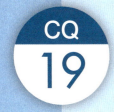

悪性リンパ腫合併のリスク因子は何か

推奨提示

推奨文
- 確実性の高いリスク因子は，唾液腺腫脹，低補体血症，可能性のあるリスク因子はクリオグロブリン血症，単クローン性高γグロブリン血症，抗SS-A/Ro抗体，紫斑であることを推奨する．

推奨の強さ　強い：「実施する」ことを推奨する
エビデンスの強さ　B（中）
費用対効果の観点からの留意事項　評価未実施

推奨作成の経過

悪性リンパ腫のリスク因子の同定は，シェーグレン症候群（Sjögren's syndrome：SS）患者の予後予測，積極的なスクリーニング検査の適応判断において，重要な臨床課題であると考えられる．

10本のコホート研究[1〜10]，6本の症例対照研究[11〜16]，1本のシステマティックレビュー（SR）[17]を対象に，悪性リンパ腫合併のリスク因子として，唾液腺腫脹，紫斑，低補体血症，クリオグロブリン血症，単クローン性高γグロブリン血症，抗SS-A/Ro抗体について，それぞれSRを行った．メタアナリシスでは，唾液腺腫脹（相対リスク〈RR〉：3.163, 95%信頼区間〈CI〉：2.211-4.526, $p<0.0001$）　エビデンスの強さB〈中〉，低補体血症（RR：2.159, 95%CI：1.523-3.06, $p<0.0001$）　B，クリオグロブリン血症（RR：4.623, 95%CI：2.193-6.015, $p<0.0001$）　エビデンスの強さC〈弱〉，単クローン性高γグロブリン血症（RR：5.043, 95%CI：3.026-8.406, $p<0.0001$）　C，抗SS-A/Ro抗体（RR：1.272, 95%CI：1.18-1.373, $p<0.0001$）　C に有意なリスク上昇がみられた．紫斑はメタアナリシスでは有意なリスクではなかったが，統計学的評価の可能な7報のうち4報[2,4,6,13]で有意なリスク上昇がみられた　C．

エビデンスの強さが B で，かつメタアナリシスでも有意なリスク因子であった唾液腺腫脹，低補体血症は確実性の高いリスク因子とした．エビデンスの強さが C で，メタアナリシスで有意なリスク因子であったクリオグロブリン血症，単クローン性高γグロブリン血症，抗SS-A/Ro抗体，およびエビデンスの強さが C で，メタアナリシスでは有意ではなかった紫斑は，可能性のあるリスク因子とした．

これらの悪性リンパ腫のリスク因子の同定は，身体診察，血液検査で可能であり，患者負担は大きくはないと考えられる．一方でリスク因子を有する症例に対する悪性リンパ腫のスクリーニング方法に関しては確立されていない．

SRレポートのまとめ

10本のコホート研究[1〜10]，6本の症例対照研究[11〜16]，1本のSR[17]を対象に，悪性リンパ腫合併のリスク因子として，唾液腺腫脹，紫斑，低補体血症，クリオグロブリン血症，単クローン性高γグロブリン血症（monoclonal gammopathy），抗SS-A/Ro抗体についてそれぞれSRを行った．唾液腺腫脹は，

統計学的評価の可能な 10 本[2,3,6~8,10,11,13,15,16]のうち 7 本[2,3,6,8,10,13,16]で有意なリスク上昇がみられた．紫斑は，統計学的評価の可能な 7 本[1~4,6,13,15]のうち 4 本[2,4,6,13]で有意なリスク上昇がみられた．低補体血症について，統計学的評価の可能な 10 本[1~3,6~10,13,15]のうち 7 本[1,2,6,8,9,11,13]で有意なリスク上昇がみられた．クリオグロブリン血症について，統計学的評価の可能な 4 本[6,7,11,13]の全てで有意なリスク上昇がみられた．モノクローナルガンモパチーについて，統計学的評価の可能な 3 本[12,13,15]のすべてで有意なリスク上昇がみられた．抗 SS-A/Ro 抗体について，統計学的評価の可能な 5 本[6,7,11,13,15]のうち 2 本[11,13]で有意なリスク上昇がみられた．

　メタアナリシスでは，唾液腺腫脹（RR：3.163, 95%CI：2.211-4.526, $p<0.0001$），低補体血症（RR：2.159, 95%CI：1.523-3.06, $p<0.0001$），クリオグロブリン血症（RR：4.623, 95%CI：2.193-6.015, $p<0.0001$），単クローン性高γグロブリン血症（RR：5.043, 95%CI：3.026-8.406, $p<0.0001$），抗 SS-A/Ro 抗体（RR：1.272, 95%CI：1.18-1.373, $p<0.0001$）に有意なリスク上昇があるものと考えられた．

　以上の結果から，悪性リンパ腫合併のリスク因子として，唾液腺腫脹 B，紫斑 C，低補体血症 B，クリオグロブリン血症 C，単クローン性高γグロブリン血症 C，抗 SS-A/Ro 抗体 C があてはまるものと考えられた．

引用文献リスト

採用論文

1) Brito-Zeron P, Ramos-Casals M, Bove A, et al.：Predicting adverse outcomes in primary Sjögren's syndrome：identification of prognostic factors. Rheumatology 2007；46：1359-1362.

2) Theander E, Henriksson G, Ljungberg O, et al.：Lymphoma and other malignancies in primary Sjögren's syndrome：a cohort study on cancer incidence and lymphoma predictors. Ann Rheum Dis 2006；65：796-803.

3) Ioannidis JP, Vassiliou VA, Moutsopoulos HM：Long-term risk of mortality and lymphoproliferative disease and predictive classification of primary Sjögren's syndrome. Arthritis Rheum 2002；46：741-747.

4) Skopouli FN, Dafni U, Ioannidis JP, et al.：Clinical evolution, and morbidity and mortality of primary Sjögren's syndrome. Semin Arthritis Rheum 2000；29：296-304.

5) Quartuccio L, Baldini C, Bartoloni E, et al.：Anti-SSA/SSB-negative Sjögren's syndrome shows a lower prevalence of lymphoproliferative manifestations, and a lower risk of lymphoma evolution. Autoimmune Rev 2015；14：1019-1022.

6) Sène D, Ismael S, Forien M, et al.：Ectopic germinal center-like structures in minor salivary gland biopsy tissue predict lymphoma occurrence in patients with primary Sjögren's syndrome. Arthritis Rheumatol 2018；70：1481-1488.

7) De Vita S, Gandolfo S, Callegher SZ, et al.：The evaluation of disease activity in Sjögren's syndrome based on the degree of MALT involvement：glandular swelling and cryoglobulinaemia compared to ESSDAI in a cohort study. Clin Exp Rheumatol 2018；36 Suppl 112：150-156.

8) Baldini C, Pepe P, Luciano N, et al.：A clinical prediction rule for lymphoma development in primary Sjögren's syndrome. J Rheumatol 2012；39：804-808.

9) Ramos-Casals M, Brito-Zerón P, Yagüe J, et al.：Hypocomplementaemia as an immunological marker of morbidity and mortality in patients with primary Sjögren's syndrome. Rheumatology 2005；44：89-94.

10) Sutcliffe N, Inanc M, Speight P, et al.：Predictors of lymphoma development in primary Sjögren's syndrome. Arthritis Rheum 1998；28：80-87.

11) Nocturne G, Virone A, Ng W-F, et al.：Rheumatoid Factor and Disease Activity Are Independent Predictors of Lymphoma in Primary Sjögren's Syndrome. Arthritis Rheumatol 2016；68：977-985.

12) Tomi A-L, Belkhir R, Nocturne G, et al.：Brief Report：Monoclonal Gammopathy and Risk of Lymphoma and Multiple Myeloma in Patients With Primary Sjögren's Syndrome. Arthritis Rheumatol 2016；68：1245-1250.

13) Fragkioudaki S, Mavragani CP, Moutsopoulos HM：Predicting the risk for lymphoma development in Sjogren syndrome：An easy tool for clinical use. Medicine（Baltimore）2016；95：e3766.

14) Kimman J, Bossuyt X, Blockmans D：Prognostic value of cryoglobulins, protein electrophoresis, and serum immunoglobulins for lymphoma development in patients with Sjögren's syndrome. A retrospective cohort study. Acta Clin Belg 2018；73：169-181.

15) Zampeli E, Kalogirou E-M, Piperi E, et al.：Tongue Atrophy in Sjögren Syndrome Patients with Mucosa-associated Lymphoid Tissue Lymphoma：Autoimmune Epithelitis beyond the Epithelial Cells of Salivary Glands? J Rheumatol 2018；45 1565-1571.

16) Voulgarelis M, Dafni UG, Isenberg DA, et al.：Malignant lymphoma in primary Sjögren's syndrome：a multicenter, retrospective, clinical study by the European Concerted Action on Sjögren's Syndrome. Arthritis Rheum 1999；42：1765-1772.

17) Delli K, Villa A, Farah CS, et al.：World Workshop on Oral Medicine VII：Biomarkers predicting lymphoma in the salivary glands of patients with Sjögren's syndrome-A systematic review. Oral Dis 2019；25 Suppl 1：49-63.

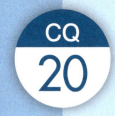

小児患者の腺病変を反映する臨床所見は何か

推奨提示

推奨文
①反復性耳下腺腫脹は小児患者の診断感度を向上させる所見であることを推奨する．
②眼や口の乾燥症状は，小児患者が SS であることを示唆する所見であることを推奨する．

推奨の強さ　①強い：「実施する」ことを推奨する
　　　　　　　②強い：「実施する」ことを推奨する

エビデンスの強さ　①C（弱）
　　　　　　　　　　②C（弱）

費用対効果の観点からの留意事項　評価未実施

推奨作成の経過

　シェーグレン症候群（Sjögren's syndrome：SS）の腺症状といえば，乾燥「自覚」症状がすぐに思い浮かび，乾燥「自覚」症状がない時点で SS が鑑別診断から除外されてしまうことは少なくない．乾燥自覚症状を主訴に医療機関を受診する小児は極めて稀であり，小児に SS が少ないと思われているゆえんである．小児期の SS を適切に診断するためには自覚症状以外の腺病変を把握する必要がある．

　本 CQ で取り上げた臨床所見は，反復性耳下腺腫脹，眼や口の乾燥症状，アウトカムとして診断感度および特異度の向上，治療抵抗性・重症度の判定を挙げ，システマティックレビュー（SR）が行われた．

　2017 年度版で SR が行われた 6 本に新たに 12 本の論文が加えられた．その結果，小児 SS において反復性耳下腺腫脹の感度は 14.3% ～91.3% で，全コホート研究を合計すると感度は 48.7% であり，小児 SS の腺病変を反映すると考えられた．**エビデンスの強さは弱（C）**であった．

　眼や口の乾燥症状は，自覚症状のドライマウス，ドライアイ，その他の乾燥所見に，シルマーテスト陽性，角結膜の染色試験陽性，無刺激唾液分泌量などの客観的所見を加えての感度は 10～87.5% であった．全コホート研究では 44.4% で認められ，小児 SS の腺病変を反映すると考えられたが，成人 SS 患者に比べてその頻度は低かった．いずれも特異度は得られず，治療抵抗性および重症度の判定はできなかった．**C** であった．

　前述のように小児 SS 患者では，乾燥自覚症状を訴える患者が少ないことから，他覚的所見から腺病変を捉えることが重要となる．唾液腺腫脹を認めるウイルス感染であるムンプスが学校保健安全法における「学校において予防すべき感染症 第二種」に制定されており，罹患すると一定期間の出席停止となる．このため，反復性耳下腺腫脹を認める患者は小児科，耳鼻科を受診する機会が多くなる．このときに鑑別の一つとして SS を考えて検査をすすめると，SS 患者の早期発見につながると考えられる．乾燥所見については，SR が行われた論文の多くは医療機関で行われる検査としてのシルマーテストと無刺激唾液分泌量について述べている．実臨床では齲歯の増加や口臭，眼の乾燥感が，これま

でに SS と診断された複数の小児患者で認められている所見である．これ以外の症状も含め，他覚的および自覚的な眼，口の乾燥症状を認める患者の診療においては，小児 SS を念頭に置くことが重要である．

今後，症例数の増加により，より感度が高く早期診断につながる所見が明らかになることが期待される．

SR レポートのまとめ

2017 年度版で SR が行われた 6 本[1~6]に新たに 12 本[7~18]の論文を加えてシステマティックレビューを行った．

反復性耳下腺腫脹は小児 SS の腺病変を反映すると考えられる．乾燥症状は小児 SS の腺病変を反映するが，成人に比してその割合は低い．

引用文献リスト

採用論文

1) Saad Magalhaes C, de Souza Medeiros PB, Oliveira-Sato J, et al.：Clinical presentation and salivary gland histopathology of paediatric primary Sjögren's syndrome. Clin Exp Rheumatol 2011；29：589-593.

2) Schuetz C, Prieur A-M, Quartier P：Sicca syndrome and salivary gland infiltration in children with autoimmune disorders：when can we diagnose Sjögren's syndrome? Clin Exp Rheumatol 2010；28：434-439.

3) Singer NG, Tomanova-Soltys I, Lowe R：Sjögren's syndrome in childhood. Curr Rheumatol Rep 2008；10：147-155.

4) Houghton K, Malleson P, Cabral D, et al.：Primary Sjögren's syndrome in children and adolescents：are proposed diagnostic criteria applicable? J Rheumatol 2005；32：2225-2232.

5) Cimaz R, Casadei A, Rose C, et al.：Primary Sjögren's syndrome in the paediatric age：a multicentre survey. Eur J Pediatr 2003；162：661-665.

6) Stiller M, Golder W, Döring E, et al.：Primary and secondary Sjögren's syndrome in children- a comparative study. Clin Oral Investig 2000；4：176-182.

7) Virdee S, Greenan-Barrett J, Ciurtin C：A systematic review of primary Sjögren's syndrome in male and paediatric populations. Clin Rheumatol 2017；36：2225-2236.

8) Kobayashi I, Okura Y, Ueki M, et al.：Evaluation of systemic activity of pediatric primary Sjögren's syndrome by EULAR Sjögren's syndrome disease activity index（ESSDAI）. Mod Rheumatol 2019；29：130-133.

9) Schiffer BL, Stern SM, Park AH. Sjögren's syndrome in children with recurrent parotitis. Int J Pediatr Otorhinolaryngol 2020；129：109768.

10) Krumrey-Langkammerer M, Haas J-P：Salivary gland ultrasound in the diagnostic workup of juvenile Sjögren's syndrome and mixed connective tissue disease. Pediatr Rheumatol Online J 2020；18：44.

11) Iwata N, Tomiita M, Kobayashi I, et al.：Utility of the EULAR Sjögren syndrome disease activity index in Japanese children：a retrospective multicenter cohort study. Pediatr Rheumatol Online J 2020；18：73.

12) Marino A, Romano M, Giani T, et al.：Childhood Sjogren's syndrome：An Italian case series and a literature review-based cohort. Semin Arthritis Rheum 2021；51：903-910.

13) Basiaga ML, Stern SM, Mehta JJ, et al.：Childhood Sjögren syndrome：features of an international cohort and application of the 2016 ACR/EULAR classification criteria. Rheumatology（Oxford）2021；60：3144-3155.

14) He S, Zhen X, Hu Y：Juvenile primary Sjogren's syndrome with cutaneous involvement. Clin Rheumatol 2021；40：3687-3694.

15) Thatayatikom A, Jun I, Bhattacharyya I, et al.：The Diagnostic Performance of Early Sjögren's Syndrome Autoantibodies in Juvenile Sjögren's Syndrome：The University of Florida Pediatric Cohort Study. Front Immunol 2021；12：704193.

16) Legger GE, Erdtsieck MB, de Wolff L, et al.：Differences in presentation between paediatric-and adult-onset primary Sjögren's syndrome patients. Clin Exp Rheumatol 2021；39 Suppl 133：85-92.

17) Pomorska A, Świętoń D, Lieberman SM, et al.：Recurrent or persistent salivary gland enlargement in children：When is it Sjögren's? Semin Arthritis Rheum 2022；52：151945.

18) Ramos-Casals M, Acar-Denizli N, Vissink A, et al.：Childhood-onset of primary Sjögren's syndrome：phenotypic characterization at diagnosis of 158 children. Rheumatology（Oxford）2021；60：4558-4567.

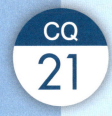

CQ 21 小児患者の腺外病変を反映する臨床所見は何か

推奨提示

推奨文
① 関節症状，倦怠感，リンパ節腫脹，皮疹，レイノー現象，発熱は，小児患者の重要な腺外症状であることを推奨する．
② 消化管症状，神経症状，肝炎，尿細管性アシドーシス，肺病変は，頻度は低いが重要な腺外症状であることを推奨する．

推奨の強さ　　① 強い：「実施する」ことを推奨する
　　　　　　　　② 強い：「実施する」ことを推奨する

エビデンスの強さ　① C（弱）
　　　　　　　　　　② C（弱）

費用対効果の観点からの留意事項　評価未実施

推奨作成の経過

　シェーグレン症候群（Sjögren's syndrome：SS）は多彩な腺外臓器障害を起こす疾患であり，小児患者でもこれまでに様々な腺外臓器障害例が報告されている．時に生命にかかわる重要臓器の障害や，関節や神経の異常など日常生活に影響する障害も起こしうる．これらの病変の原因がSSであるかどうかは治療方針に大きくかかわるため，その鑑別は重要である．

　本CQで取り上げた臨床所見は，関節症状，皮疹，発熱，リンパ節腫脹，倦怠感，レイノー現象，尿細管性アシドーシス，肝炎，消化器症状，神経症状，肺病変であり，アウトカムとして診断感度・特異度の向上，治療抵抗性・重症度の判定を挙げた．

　2017年版に採用された5本の観察研究に新たに5本の観察研究を加えた10論文（1本の前向きコホート研究，8本の後ろ向きコホート研究，1本の症例集積研究）を対象にシステマティックレビュー（SR）が行われた．腺外病変の診断感度はいずれもコホート研究によりばらつきが大きかった．関節症状17.5～75%（全コホート研究の合計44.7%），皮疹12.3～42.9%（23.0%），発熱0～28.6%（15.7%），リンパ節腫脹0～57.1%（24.6%），倦怠感4.6～53.8%（27.4%），レイノー現象0～42.9%（20.9%），尿細管性アシドーシス0～25.0%（7.7%），肝炎0～25%（8.5%），消化器症状0～42.9%（13.6%），神経症状0～28.6%（11.5%），肺病変0～5.2%（2.3%）となった．特異度はいずれの項目でも得られず，治療抵抗性・重症度は不明であった．

　国内外の過去の症例報告や最近の調査でも発熱，皮疹，関節症状，倦怠感，リンパ節腫脹，レイノー現象が，小児SSの腺外病変として頻度が高く認められている．また，神経症状，尿細管性アシドーシス，肝炎，消化器症状，肺病変は，臓器障害として治療を要することが多い．乾燥症状の頻度の高くない小児SSの診断において，これらの腺外症状を理解することが重要である．さらに，治療を要し，時に治療抵抗性を示す腺外臓器障害は，合併症として重要であり，見逃さないように把握するこ

とが大切である.

　以上から，本CQの推奨文では，全体の感度15%以上の腺外症状（関節症状，倦怠感，リンパ節腫脹，皮疹，レイノー現象，発熱）を重要な症状として推奨した．また，15%以下の症状（消化管症状，神経症状，肝炎，尿細管性アシドーシス，肺病変）もSSを想起して鑑別に当たる必要があるため，「頻度は低いが重要な腺外症状である」ことを推奨した.

　今後，小児SSの診断率の向上により，これらの臓器障害の頻度や重症度が変化する可能性はある.

SRレポートのまとめ

　2017年版に採用された5本の観察研究に新たに5つの観察研究を加えた10論文（1本の前向きコホート研究[1]，8本の後ろ向きコホート研究[2~9]，1本の症例集積研究[10]）を対象にSRを行った.

　①関節症状は関節炎あるいは関節痛と表現されていた．その感度は17.5~75%とコホート研究によって開きがあった．②皮疹の感度は12.3~42.9%とコホート研究により開きがあった．③発熱の感度は0~28.6%とコホート研究により開きがあった．④リンパ節腫脹の感度は0~57.1%とコホート研究により開きがあった．⑤倦怠感の感度は4.6~58.3%とコホート研究により開きがあった．⑥レイノー現象の感度は0~42.9%とコホート研究により開きがあった．⑦腎病変の頻度は0~25.0%とコホート研究により開きがあった．⑧肝炎の頻度は0~25.0%とコホート研究により開きがあった．⑨消化器症状の頻度は0~42.9%とコホート研究により開きがあった．⑩神経症状に頻度は0~28.6%とコホート研究により開きがあった．⑪肺病変の頻度は0~5.2%と比較的低率であった.

　上記①~⑪に関して，症例対照研究ではなかったため特異度は得られなかった．また治療抵抗性・重症度は不明であった.

引用文献リスト

採用論文

1）Saad Magalhaes C, de Souza Medeiros PB, Oliveira-Sato J, et al.：Clinical presentation and salivary gland histopathology of paediatric primary Sjögren's syndrome. Clin Exp Rheumatol 2011；29：589-593.

2）Schuetz C, Prieur A-M, Quartier P：Sicca syndrome and salivary gland infiltration in children with autoimmune disorders：when can we diagnose Sjögren's syndrome? Clin Exp Rheumatol 2010；28：434-439.

3）Singer NG, Tomanova-Soltys I, Lowe R：Sjögren's syndrome in childhood. Curr Rheumatol Rep 2008；10（2）：147-155.

4）Houghton K, Malleson P, Cabral D, et al.：Primary Sjögren's syndrome in children and adolescents：are proposed diagnostic criteria applicable? J Rheumatol 2005；32（11）：2225-2232.

5）Cimaz R, Casadei A, Rose C, et al.：Primary Sjögren's syndrome in the paediatric age：a multicentre survey. Eur J Pediatr 2003；162：661-665.

6）Marino A, Romano M, Giani T, et al.：Childhood Sjogren's syndrome：An Italian case series and a literature review-based cohort. Semin Arthritis Rheum 2021；51：903-910.

7）Hammenfors DS, et al.：A systematic review of primary Sjögren's syndrome in male and paediatric populations. Arthritis Care Res 2020；72（1）：78-87.

8）Yokogawa N, Lieberman SM, Sherry DD, et al.：Features of childhood Sjögren's syndrome in comparison to adult Sjögren's syndrome：considerations in establishing child-specific diagnostic criteria. Clin Exp Rheumatol 2016；34：343-351.

9）Drosus AA, Tsiakou EK, Tsifetaki N, et al.：Subgroups of primary Sjögren's syndrome. Sjögren's syndrome in male and paediatric Greek patients. Ann Rheum Dis 1997；56：333-335.

10）Ramos-Casals M, Acar-Denizli N, Vissink A, et al.：Childhood-onset of primary Sjögren's syndrome：phenotypic characterization at diagnosis of 158 children. Rheumatology 2021；60：4558-4567.

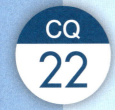

CQ 22 小児患者の診断に有用な血液検査所見は何か

推奨提示

推奨文
- 抗核抗体，抗SS-A/Ro抗体は，小児患者における診断感度が高く，リウマトイド因子，高γグロブリン血症，抗SS-B/La抗体も小児でSSを示唆する所見であり，診断に有用な検査として実施することを推奨する．

推奨の強さ 強い：「実施する」ことを推奨する
エビデンスの強さ D（非常に弱い）
費用対効果の観点からの留意事項 評価未実施

推奨作成の経過

本CQにおいて，血液検査のうち抗核抗体，抗SS-A/Ro抗体，抗SS-B/La抗体，リウマトイド因子（RF），血清IgG値，唾液腺型アミラーゼを介入因子に選び，診断感度の向上，診断特異度の向上，重症度の判定をアウトカムに設定した．2017年のガイドラインで採用された8本を含む11の観察研究を対象としてシステマティックレビュー（SR）が行われた．なお，過去のSRは今回の対象に含まれていない．

それぞれの項目の小児シェーグレン症候群（Sjögren's syndrome：SS）患者での陽性率は，報告によってばらつきが大きく，抗核抗体：62.5〜100%，抗SS-A/Ro抗体：36.4〜100%，抗SS-B/La抗体：0〜100%，リウマトイド因子：27.3〜100%，高γグロブリン血症：18.2〜100%，血清アミラーゼ上昇：39〜57%であった．アミラーゼについては，今回のSRの記載に一部誤りがあった．SRで記載されているアミラーゼが上昇している患者の割合は，文献1）ではNA，文献2）では100%となっているが，実際には文献1）で57%，文献3）ではアミラーゼには触れられていない．またアミラーゼは唾液腺型がどうかの記載はなかった．不採用論文のなかにSRがあり，抗SS-A/Ro抗体と抗SS-B/La抗体の陽性率がそれぞれ36.4〜84.6%と27.3〜65.4%であった[※1]．また採用論文中にもSRがあり，抗SS-A/Ro抗体または抗SS-B/La抗体陽性率は63%であった[2]．それぞれの項目の特異度は算出できず，重症度に関しては報告がなかった．

小児SSは，自覚的な乾燥症状の頻度は低いが，血液検査所見では成人と変わらない免疫異常が示される．抗核抗体と抗SS-A/Ro抗体は，小児患者における診断感度が高く，RF，高γグロブリン血症，抗SS-B/La抗体も小児でSSを示唆する所見であり，診断に有用な検査として実施することを推奨する．これらの検査を行うことは，小児SSの診断において重要と考えられる．

症例集積の観察研究が多く，本CQに対するエビデンス総体の総括は エビデンスの強さD（非常に弱い） と判定した．

SR レポートのまとめ

2017 年のガイドラインで採用された 8 本を含む 11 の観察研究[1~11)]を対象として SR を行った.

エビデンスは弱いが, ANA 値, 抗 SS-A/Ro 抗体は小児 SS に診断感度が比較的高い可能性がある. 抗 SS-B/Lo 抗体は報告によりばらつきが大きかった. 特異度は算出できなかった. 重症度の推定についての研究は存在しなかった.

引用文献リスト

採用論文

1) Houghton K, Malleson P, Cabral D, et al.：Primary Sjögren's syndrome in children and adolescents：are proposed diagnostic criteria applicable? J Rheumatol 2005；32：2225-2232.
2) Saad Magalhães C, de Souza Medeiros PB, Oliveira-Sato J, et al.：Clinical presentation and salivary gland histopathology of paediatric primary Sjögren's syndrome. Clin Exp Rheumatol 2011；29：589-593.
3) Stiller M, Golder W, Döring E, et al.：Primary and secondary Sjögren's syndrome in children-a comparative study. Clin Oral Invest 2000；4：176-182.
4) Singer NG, Tomanova-Soltys I, Lowe R：Sjögren's syndrome in childhood. Curr Rheumatol Rep 2008；10：147-155.
5) Cimaz R, Casadei A, Rose C, et al.：Primary Sjögren syndrome in the paediatric age：a multicentre survey. Eur J Pediatr 2003；162：661-665.
6) Schuetz C, Prieur A-M, Quartier P：Sicca syndrome and salivary gland infiltration in children with autoimmune disorders：when can we diagnose Sjögren syndrome? Clin Exp Rheumatol 2010；28：434-439.
7) Tomiita M, Ueda T, Nagata H, et al.：Usefulness of magnetic resonance sialography in patients with juvenile Sjögren's syndrome. Clin Exp Rheumatol 2005；23：540-544.
8) Takei S：Sjögren's syndrome（SS）in childhood：is it essentially different from adult SS? Jpn J Clin Immunol 2010；33：8-14.
9) Yokogawa N, Lieberman SM, Sherry DD, et al.：Features of childhood Sjögren's syndrome in comparison to adult Sjögren's syndrome：considerations in establishing child-specific diagnostic criteria. Clin Exp Rheumatol 2016；34：343-351.
10) Drosus AA, Tsiakou EK, Tsifetaki N, et al.：Subgroups of primary Sjögren's syndrome. Sjögren's syndrome in male and paediatric Greek patients. Ann Rheum Dis 1997；56：333-335.
11) Ramos-Casals M, Acar-Denizli N, Vissink A, et al.：Childhood-onset of primary Sjögren's syndrome：phenotypic characterization at diagnosis of 158 children. Rheumatology 2021；60：4558-4567.

不採用論文

※ 1 Virdee S, Greenan-Barrett J, Ciurtin C：A systematic review of primary Sjögren's syndrome in male and paediatric populations. Clin Rheumatol 2017；36：2225-2236.

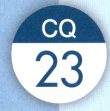

小児患者の腺病変を反映する検査所見は何か

推奨提示

推奨文
①唾液腺造影検査，唾液腺 MRI 検査，口唇小唾液腺生検，唾液腺シンチグラフィ検査は，小児患者の腺病変を反映し，診断感度が高い検査であり実施することを推奨する．
②シルマーテスト，角結膜染色試験，唾液腺エコー検査も腺病変を反映する検査であり実施することを提案する．

推奨の強さ　①強い：「実施する」ことを推奨する
　　　　　　　②弱い：「実施する」ことを提案する
エビデンスの強さ　①D（非常に弱い）
　　　　　　　　　②D（非常に弱い）
費用対効果の観点からの留意事項　評価未実施

推奨作成の経過

　本 CQ において，腺病変を反映する検査としてシアログラフィ（従来法または MRI），唾液腺シンチグラフィ，角結膜染色，シルマーテスト，涙液層破壊時間（BUT），小唾液腺生検を介入因子として選び，診断感度の向上，診断特異度の向上，重症度の判定，有害事象をアウトカムに設定した．

　2017 年のガイドラインで採用された 6 本を含む 15 の観察研究でシステマティックレビュー（SR）が行われた．今回行われた SR の診断感度の向上に対する評価シートには不採用論文 1 本のデータも掲載されている．また BUT のデータはないかわりに唾液腺エコーのデータが含まれている．

　シルマーテストは陽性率にばらつきが大きく，角結膜染色はシルマーテストとの組み合わせのデータがほとんどであった．各検査の診断感度はシルマーテスト：14.3〜68.9％，角結膜染色：25〜90％，シアログラフィ：33.3〜100％，唾液腺シンチグラフィ：75〜100％，口唇小唾液腺生検：25〜100％，唾液腺エコー：33.3〜96％ であった．耳下腺シアログラフィ，口唇小唾液腺生検は施行例が多く，感度は比較的高かった．従来の耳下腺シアログラフィと MR シアログラフィの相関があるという報告があり，診断特異度に関しては 1 本の研究で口唇小唾液腺生検が 100％ であった[1]．重症度の判定および有害事象に関する報告はなかった．

　以上から，シアログラフィ，唾液腺シンチグラフィ，口唇小唾液腺生検，唾液腺シンチグラフィ検査は，小児患者の腺病変を反映し，診断感度が高い検査であり実施することを推奨する．シルマーテスト，角結膜染色試験，唾液腺エコー検査も腺病変を反映する検査であり実施することを提案する．

　観察研究の結果であり，エビデンス総体の総括は エビデンスの強さ D（非常に弱い） と判断した．

SR レポートのまとめ

2017 年のガイドラインで採用された 6 本を含む 15 の観察研究[1~16]でシステマティックレビューを行った.

小児患者の腺病変を反映する検査所見は何か. 小児患者の腺病変を反映する検査所見として以下の検査を行う. MRI シアログラフィ, シアログラフィ（従来法）, 唾液腺シンチグラフィ, 角結膜染色, シルマーテスト, BUT, 小唾液腺生検, 唾液腺エコーなどが行われている. しかし, まだこれらの検査の評価は標準化されていない.

引用文献リスト

採用論文

1) Yokogawa N, Lieberman SM, Alawi F, et al.：Comparison of labial minor salivary gland biopsies from childhood Sjögren syndrome and age-matched controls. J Rheumatol 2014；41：1178-1182.

2) Stiller M, Golder W, Döring E, et al.：Primary and secondary Sjögren's syndrome in children-a comparative study. Clin Oral Invest 2000；4：176-182.

3) Cimaz R, Casadei A, Rose C, et al.：Primary Sjögren syndrome in the paediatric age：a multicentre survey. Eur J Pediatr 2003；162：661-665.

4) Saad Magalhaes C, de Souza Medeiros PB, Oliveira-Sato J, et al.：Clinical presentation and salivary gland histopathology of paediatric primary Sjögren's syndrome. Clin Exp Rheumatol 2011；29：589-593.

5) Schuetz C, Prieur A-M, Quartier P. Sicca syndrome and salivary gland infiltration in children with autoimmune disorders：when can we diagnose Sjögren syndrome? Clin Exp Rheumatol 2010；28：434-439.

6) Tomiita M, Ueda T, Nagata H, et al.：Usefulness of magnetic resonance sialography in patients with juvenile Sjögren's syndrome. Clin Exp Rheumatol 2005；23：540-544.

7) Virdee S, Greenan-Barrett J, Ciurtin C. A systematic review of primary Sjögren's syndrome in male and paediatric populations. Clin Rheumatol 2017；36：2225-2236.

8) Kobayashi I, Okura Y, Ueki M, et al.：Evaluation of systemic activity of pediatric primary Sjögren's syndrome by EULAR Sjögren's syndrome disease activity index（ESSDAI）. Mod Rheumatol 2019；29：130-133.

9) Schiffer BL, Stern SM, Park AH：Sjögren's syndrome in children with recurrent parotitis. Int J Pediatr Otorhinolaryngol 2020；129：109768.

10) Krumrey-Langkammerer M, Haas J-P：Salivary gland ultrasound in the diagnostic workup of juvenile Sjögren's syndrome and mixed connective tissue disease. Pediatr Rheumatol Online J 2021；18：44.

11) Marino A, Romano M, Giani T, et al.：Childhood Sjogren's syndrome：An Italian case series and a literature review-based cohort. Semin Arthritis Rheum 2021；51：903-910.

12) He S, Zhen X, Hu Y：Juvenile primary Sjogren's syndrome with cutaneous involvement. Clin Rheumatol 2021；40：3687-3694.

13) Thatayatikom A, Jun I, Bhattacharyya I, et al.：The Diagnostic Performance of Early Sjögren's Syndrome Autoantibodies in Juvenile Sjögren's Syndrome：The University of Florida Pediatric Cohort Study. Front Immunol 2021；12：704193.

14) Legger GE, Erdtsieck MB, de Wolff L, et al.：Differences in presentation between paediatric- and adult-onset primary Sjögren's syndrome patients. Clin Exp Rheumatol 2021；39 Suppl 133：85-92.

15) Pomorska A, Świętoń D, Lieberman SM, et al.：Recurrent or persistent salivary gland enlargement in children：When is it Sjögren's? Semin Arthritis Rheum 2022；52：151945.

16) Ramos-Casals M, Acar-Denizli N, Vissink A, et al.：Childhood-onset of primary Sjögren's syndrome：phenotypic characterization at diagnosis of 158 children. Rheumatology 2021；60：4558-4567.

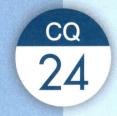

口腔乾燥症状の改善に有用な治療は何か

推奨提示

推奨文
- セビメリンとピロカルピンの内服は唾液分泌量を増加させ，口腔乾燥症状の治療の選択肢として実施することを推奨する．

推奨の強さ　強い：「実施する」ことを推奨する
エビデンスの強さ　C（弱）
費用対効果の観点からの留意事項　評価未実施

推奨作成の経過

　本CQのアウトカムとして，唾液分泌量の増加，口腔乾燥症状の改善，口腔粘膜異常の改善，有害事象が挙げられ，本推奨では口腔乾燥症状の改善の指標として唾液分泌量と問診スコアを重視し，セビメリン（エボザック®，サリグレン®），ピロカルピン（サラジェン®），漢方薬，保湿剤についてそれぞれシステマティックレビュー（SR）を行った．

　その結果，セビメリンとピロカルピンともに，強いエビデンスにより口腔乾燥症状の改善が，中等度のエビデンスにより唾液分泌量の増加が示された．また，エビデンスは弱いものの，口腔粘膜異常の改善も示された．一方，有害事象については，中等度のエビデンスにより嘔気，多汗，悪寒，動悸が出現することが示された．漢方薬と保湿剤については，唾液分泌量の増加，口腔乾燥症状の改善，口腔粘膜異常の改善の可能性があるものの，エビデンスは非常に弱いものであった．

　以上により，セビメリンとピロカルピンは唾液分泌量を増加させ，口腔乾燥症状改善させるのに有用であると判断した．両剤ともにSSに対して保険適用されており，患者の経費増額などの負担は少ないと考えられるが，嘔気，多汗，悪寒，動悸などの有害事象には留意する必要がある．

SRレポートのまとめ

1. セビメリン

　3本のRCT[1~3]を対象にSRを実施した．そのうち2本のRCT[1,2]で唾液分泌量が有意に増加した．1本のRCT[1]では，セビメリン投与後に唾液分泌量が有意に増加し，もう1本のRCT[2]ではプラセボと比べ投与後の唾液分泌量が有意に多かった．どちらのRCTでも唾液分泌量の変化量はプラセボと比べ有意に多かった．残り1本のRCT[3]でもセビメリン投与後唾液分泌量は増加するが，投与前と比べ有意差はなく，変化量もプラセボと有意差はなかった　エビデンスの強さ B（中）．

　2本のRCT[1,2]のメタアナリシスでは，セビメリンは口腔乾燥症状が改善した患者の割合がプラセボと比べ有意に高かった．また，これら2本のRCTでは口腔乾燥症状に関する問診スコア（口腔乾燥，口の感じ，飲水なしでの会話，咀嚼・嚥下）の変化量（改善）がプラセボと比べ有意に多かった．残

り1本のRCT[3]でも，口腔乾燥症状に関する問診スコアはセビメリン投与後，有意に改善したが，変化量はプラセボと比べ有意差がなかった エビデンスの強さA（強）．

1本のRCT[3]でセビメリンにより舌外観が有意に改善したが，変化の程度はプラセボと比べ差はなかった エビデンスの強さC（弱）．

3本のRCT[1~3]のメタアナリシスで，セビメリンはプラセボに比べ何らかの有害事象を増加させる傾向があるが，有意水準には達しなかった．嘔気，多汗，動悸が多かった B ．

以上の結果から，強いエビデンスによりセビメリンの口腔乾燥症状の改善効果が，中程度のエビデンスの強さにより唾液分泌量の改善効果が示された．また，エビデンスは弱いが，口腔粘膜異常を改善させる可能性がある．一方，中程度のエビデンスの強さによりセビメリンによる有害事象の生じやすさが示された．

2. ピロカルピン

4本のRCT[4~7]を対象にSRを実施した．1本のRCT[4]でピロカルピンは唾液分泌量が改善した患者の割合がプラセボと比べ有意に高く，唾液分泌量の増加量もプラセボと比べ有意に多かった．別の2本のRCTでは[5,6]，ピロカルピンにより唾液分泌量がプラセボに比べ有意に増加した．残り1本のRCT[7]は人工唾液を対照としたが，人工唾液に比べ唾液分泌量が有意に多かった B ．

3本のRCT[4~6]のメタアナリシスで，ピロカルピンは口腔乾燥症状が改善した患者の割合がプラセボと比べ有意に高かった．これら3本のRCTでは，口腔乾燥症状に関する問診スコア（口腔乾燥，口腔不快，睡眠，飲水なしの会話，嚥下，代用唾液の使用）が改善した患者の割合がプラセボと比べ有意に高かった．別の1本のRCT[7]では，ピロカルピンは人工唾液に比べ口腔乾燥症状が有意に軽く，無症状率が有意に高かった A ．

4本のRCTのいずれにおいても，口腔粘膜異常の評価がなされていなかった エビデンスの強さD（非常に弱い）．

3本のRCT[4~6]で重篤な有害事象はなかった．うち2本のRCT[5,6]で，ピロカルピンは発汗，頻尿がプラセボに比べ有意に多かった（いずれも軽～中等症）．別の1本のRCT[7]では，ピロカルピンの有害事象は低頻度で，忍容性は良好であった C ．

以上の結果から，強いエビデンスによりピロカルピンの口腔乾燥症状の改善効果が，中程度のエビデンスの強さにより唾液分泌量の改善効果が示された．口腔粘膜異常の改善効果は評価不能であった．一方，エビデンスは弱いが，ピロカルピンにより有害事象として発汗，頻尿が生じやすい可能性がある．

3. 漢方薬

2本のRCT[8,9]を対象にSRを実施した．2本のRCT[8,9]で麦門冬湯（ばくもんどうとう）投与後に唾液分泌量が有意に増加した．対照群（補中益気湯〈ほちゅうえっきとう〉，プラセボ）では唾液分泌量は増加しなかった．1本のRCT[8]では，麦門冬湯投与により76.6%の患者で唾液分泌量が増加し，23.3%の患者で唾液分泌量が2倍以上に増加した．また，唾液分泌量の増加量は対照群（補中益気湯）に比べ有意に多かった．もう1本のRCT[9]では，麦門冬湯投与後の唾液分泌量がプラセボに比べ有意に多かった C ．

1本のRCT[9]で，麦門冬湯は投与前およびプラセボと比べ口腔乾燥症状に関する問診スコア（のどの渇き，口腔内疼痛，舌痛，飲水渇望感，夜間飲水，会話困難，発声困難，咀嚼，嚥下）を有意に改善した．プラセボでは有意差はないが悪化傾向だった D ．

1本のRCT[9]で，麦門冬湯は投与前およびプラセボと比べ舌表面，口腔内の乾燥の程度を有意に改善した．プラセボでは有意差はないが悪化傾向だった D ．

1本のRCT[9]で，麦門冬湯は重篤な副作用，臨床検査値異常がなく，副作用，臨床検査値異常はプラセボに比べ有意に少なかった D．

以上の結果から，エビデンスは弱いが，麦門冬湯は唾液分泌量を改善させる可能性がある．また，エビデンスは非常に弱いが，麦門冬湯は口腔乾燥症状および口腔粘膜異常を改善させ，麦門冬湯は副作用が生じにくい可能性が示唆された．

4. 口腔保湿剤

2本のRCT[10,11]，4本の症例集積研究[12~15]，1本のコホート研究[16]を対象にSRを実施した．1本のRCT[10]で，ジェル状口腔保湿剤（オーラルバランス®，グラクソスミスクライン）はプラセボと比べ使用後の唾液分泌量に差がなかった D．1本の症例集積研究[12]でも，ジェル状口腔保湿剤（オーラルバランス®）による唾液分泌量の増加はなかった．別の1本の症例集積研究[13]では異なる口腔保湿剤（アクアムーカス®：リキッドタイプ，ジェルタイプを組み合わせて使用，ライフ）により使用後の唾液分泌量が有意に増加した．なお，使用中止により唾液分泌量の増加効果は消失した．別の1本の症例集積研究[14]では，アズレンスルホン酸ナトリウム含嗽液により唾液分泌量は増加傾向となったが有意差はなかった D．

1本のRCT[10]で，ジェル状口腔保湿剤（オーラルバランス®）はプラセボと比べ口腔乾燥感が改善した患者の割合は高いが有意差はなかった．しかし，口腔内灼熱感，咀嚼，嚥下が改善した患者の割合はプラセボと比べ有意に高かった．海外製人工唾液を対照としたもう1本のRCT[11]では，国内製人工唾液（サリベート®，帝人）により口腔乾燥感，会話障害，口腔の疼痛がそれぞれ42.1%，57.9%，20.0%の患者で改善した D．介入がジェル状口腔保湿剤（オーラルバランス®）の2本の症例集積研究[12,15]では，使用後に口腔乾燥感と関連症状（飲水切望感，会話困難，嚥下困難，食物摂取困難，味覚異常/変化/低下，義歯保持困難）が有意に改善した．国内製人工唾液（サリベート®）を対照としたコホート研究[16]では，ジェル状口腔保湿剤（オーラルバランス®）は対照に比べ口腔乾燥感が改善した患者の割合が有意に高く，改善効果の持続時間が有意に長かった．異なる口腔保湿剤（アクアムーカス®：リキッドタイプ，ジェルタイプを組み合わせて使用）を介入とした1本の症例集積研究[13]では，口腔乾燥感と関連症状（唾液粘稠感，発音困難，食物摂取困難）が有意に改善し，中止7日後も食物摂取困難の改善効果は維持された．アズレンスルホン酸ナトリウム含嗽液を介入とした1本の症例集積研究[14]では，舌痛が有意に改善した D．

口腔粘膜異常の評価を行っているRCTはなかった D．1本の症例集積研究[15]では，ジェル状口腔保湿剤（オーラルバランス®）使用後に口腔内乾燥，口腔内潰瘍亀裂，口角炎が有意に改善した．異なる口腔保湿剤（アクアムーカス®：リキッドタイプ，ジェルタイプを組み合わせて使用）を介入とした1本の症例集積研究[13]では，口腔水分計（ムーカス®，ライフ）を用いて測定した舌と頬粘膜の湿潤度が使用後有意に増加し，中止7日後も頬粘膜では改善効果が維持された．アズレンスルホン酸ナトリウム含嗽液を介入とした1本の症例集積研究[14]では，有意に改善した他覚所見はなかった D．

1本のRCT[10]で，ジェル状口腔保湿剤（オーラルバランス®），プラセボとも副作用はなく，不快な味の訴えもなかった．もう1本のRCT[11]では，国内製人工唾液（サリベート®）で腹部膨満感による使用中止が1例あったが，海外製人工唾液と比べ副作用発生率に有意差はなかった D．ジェル状口腔保湿剤（オーラルバランス®）を介入とする2本の症例集積研究[12,15]では，嘔気/胃部不快感，不快な味，口腔不快感，軟便が数例あった．別の1本の症例集積研究[13]では，異なる口腔保湿剤（アクアムーカス®：リキッドタイプ，ジェルタイプを組み合わせて使用）による有害事象はなかった D．

以上の結果から，いずれもエビデンスは非常に弱いが，ジェル状口腔保湿剤（オーラルバランス®）は唾液分泌量の改善効果はないが，口腔乾燥症状および口腔粘膜異常を改善させる可能性があること，異なる口腔保湿剤（アクアムーカス®：リキッドタイプ，ジェルタイプを組み合わせて使用）は唾

液分泌量，口腔乾燥症状，口腔粘膜異常を改善させる可能性があること，国内製人工唾液（サリベート®）は口腔乾燥症状を改善させる可能性があること，アズレンスルホン酸ナトリウム含嗽液は唾液分泌量と一部の口腔乾燥症状を改善させる可能性はあるが，口腔粘膜異常を改善させる可能性は乏しいことが示唆された．また，エビデンスは非常に弱いが，ジェル状口腔保湿剤（オーラルバランス®）と国内製人工唾液（サリベート®）は消化器症状が有害事象として生じうること，異なる口腔保湿剤（アクアムーカス®：リキッドタイプ，ジェルタイプを組み合わせて使用）は有害事象が生じにくい可能性が示唆された．

引用文献リスト

採用論文

1）Fife RS, Chase WF, Dore RK, et al.：Cevimeline for the treatment of xerostomia in patients with Sjögren's syndrome：a randomized trial. Arch Intern Med 2002；162：1293-1300.

2）Petrone D, Condemi JJ, Fife R, et al.：A double-blind, randomized, placebo-controlled study of cevimeline in Sjögren's syndrome patients with xerostomia and keratoconjunctivitis sicca. Arthritis Rheum 2002；46：748-754.

3）Leung KCM, McMillan AS, Wong MCM, et al.：The efficacy of cevimeline hydrochloride in the treatment of xerostomia in Sjögren's syndrome in southern Chinese patients：a randomised double-blind, placebo-controlled crossover study. Clin Rheumatol 2008；27：429-436.

4）Wu C-H, Hsieh S-C, Lee K-L, et al.：Pilocarpine hydrochloride for the treatment of xerostomia in patients with Sjögren's syndrome in Taiwan-a double-blind, placebo-controlled trial. J Formos Med Assoc 2006；105：796-803.

5）Papas AS, Sherrer YS, Charney M, et al.：Successful treatment of dry mouth and dry eye symptoms in Sjögren's syndrome patients with oral pilocarpine：a randomized, placebo-controlled, dose-adjustment study. J Clin Rheumatol 2004；10：169-177.

6）Vivino FB, Al-Hashimi I, Khan Z, et al.：Pilocarpine tablets for the treatment of dry mouth and dry eye symptoms in patients with Sjögren syndrome：a randomized, placebo-controlled, fixed-dose, multicenter trial. Arch Intern Med 1999；159：174-181.

7）Cifuentes M, Del Barrio-Díaz P, Vera-Kellet C：Pilocarpine and artificial saliva for the treatment of xerostomia and xerophthalmia in Sjögren syndrome：a double-blind randomized controlled trial. Br J Dermatol 2018；179：1056-1061.

8）大野修嗣：免疫疾患の漢方薬 RCT-シェーグレン症候群の唾液分泌障害に対する漢方薬治療の効果．漢方と最新治療 2006；15：134-140.

9）西澤芳男，西澤恭子，吉岡二三ほか：原発性シェーグレン症候群唾液分泌能改善効果に対する前向き，多施設無作為 2 重盲検試験．日唾液腺会誌 2004；45：66-74.

10）Alves MB, Motta ACF, Messina WC, et al.：Saliva substitute in xerostomic patients with primary Sjögren's syndrome：a single-blind trial. Quintessence Int 2004；35：392-396.

11）鳥飼勝隆，夏目いつ子，奥田正治ほか：シェーグレン症候群患者における人工唾液（サリベート®）の臨床応用とその治療成績．医と薬学 1986；16：169-176.

12）Aliko A, Alushi A, Tafaj A, et al.：Evaluation of the clinical efficacy of Biotène Oral Balance in patients with secondary Sjögren's syndrome：a pilot study. Rheumatol Int 2012；32：2877-2881.

13）福島洋介，依田哲也，荒木隆一郎ほか：口腔乾燥症患者に対する口腔保湿剤アクアムーカス®の使用経験．日口腔科会誌 2011；60：240-245.

14）小野裕輔，上松隆司，古澤清文：口腔乾燥症における外用薬の有用性 アズレンスルホン酸ナトリウム含嗽剤とグリセリン・カルメロースナトリウム口腔保湿剤の使い分け．デンタルハイジーン 2009；29：907-910.

15）山本一彦，仲川卓範，露木基勝ほか：口腔乾燥症患者における保湿ジェルの効果．日口粘膜誌 2005；11：1-7.

16）角田博之，新里知佳，若林類ほか：シェーグレン症候群患者におけるオーラルバランス®・バイオティーン gel の効果．DENT DIAMOND 2001；26：158-161.

コラム5

口腔治療 —口腔リンスやピロカルピンやセビメリンの漸増など治療の工夫

　ドライマウスの治療薬としてはムスカリンレセプター刺激薬（ピロカルピン，セビメリン）が広く使用されている．本剤は唾液腺の M3 受容体を刺激することで唾液分泌を促進し，SS 患者の QOL の改善に貢献している[1,2]．本薬剤はドライマウスに有効な治療薬であるが，いくつかの副作用発現が指摘されており，そのなかでも消化器症状（胸やけ，嘔気など）や発汗などの発現頻度が高いとされている[3,4]．その副作用のため，ムスカリンレセプター刺激薬を途中で中止する症例も多く，わが国における SS 患者のムスカリンレセプター刺激薬の使用継続率は 3 割程度に留まっている[5]．一方で，内服継続が可能であった患者では，投与開始 9 か月後に唾液分泌量が最大となり，5 年以上の長期経過後もムスカリンレセプター刺激薬の治療効果は維持されていることから，内服継続の重要性が示唆されている[6]．

　そのような背景から，わが国では副作用軽減のための使用法の工夫が検討されており，①ステップアップ法，②少量多分割投与法，③口腔リンス法などが考案されている．

　①ステップアップ法は薬剤に対する「慣れ」を利用する方法である．セビメリン 30 mg カプセルを内服開始第 1 週目には 1 日 1 回食後に内服し，副作用がないことを確認したうえで，第 2 週は 1 日 2 回食後に内服，さらに第 3 週以降は 1 日 3 回食後に内服することにより，副作用（特に消化器症状）を回避させる方法であり，投与量は 1 日 2 回でも有効である場合もある[3]．

　②少量多分割投与法は，ピロカルピン 5 mg 錠を半錠にして 1 日 4 回毎食後および就寝前に内服させることにより，唾液分泌促進効果を保ちつつ，多汗と頻尿の発生頻度を減少させることができる[7]．

　③口腔リンス法は，短時間セビメリン含有の溶液を口腔内に含むことにより，主に口腔粘膜に近接する舌下腺小唾液腺に作用させて，それらの唾液分泌を促進し，全身への影響を最小限にとどめる方法である．投与法としては，セビメリン 30 mg 3 カプセル（1 日分）の内容物を取り出して 150 mL の水に溶解して，その溶液を口に 2 分間含み，その後吐き出す．それを 1 日数回適宜行うことで，薬剤はほとんど血中に移行しないため副作用は極めて少ない[8]．ただし，セビメリンカプセルから内容物を取り出して水に溶解するという煩雑さと溶液の苦味などの欠点があったが，最近ではピロカルピンの顆粒（サラジェン® 顆粒）が保険適用となり，水への溶解が容易で，かつレモン風味で苦味が改善されているため，口腔リンス法への応用が期待される．

📖 文献

1) 塩沢　明：口腔乾燥症状改善薬 塩酸セビメリン水和物（サリグレン® カプセル 30 mg）の薬理学的特性と臨床効果．日薬理誌 2002；120：253-258.
2) 丸山和容，腰原なおみ：口腔乾燥症状改善薬 塩酸ピロカルピン（サラジェン® 錠 5 mg）の薬理学的特徴および臨床試験成績．日薬理誌 2006；127：399-407.
3) 大山順子，中村誠司，宮田弘毅ほか：シェーグレン症候群患者に対する塩酸セビメリンを用いた内服治療の検討．日口腔外会誌 2007；53：220-227.
4) 篠崎昌一，森山雅文，林田淳之介ほか：シェーグレン症候群患者に対する唾液分泌促進薬の有効性と副作用の検討－セビメリン塩酸塩とピロカルピン塩酸塩との比較．日口腔外会誌 2015；61：147-153.
5) 坪井洋人，浅島弘充，高橋広行ほか：トピックス 関節リウマチ以外の膠原病，話題の疾患．7. Sjögren 症候群．＜特集：リウマチ学：診断と治療の進歩＞．日内会誌 2014；103：2507-2519.
6) 坂本瑞樹，森山雅文，清水真弓ほか：シェーグレン症候群患者における M3 型ムスカリン受容体アゴニスト長期投与による治療効果の検討．日口腔内会誌 2020；26：77-83.
7) 岩渕博史，岩渕絵美，内山公男ほか：ピロカルピン塩酸塩の副作用軽減法に関する研究—少量多分割投与療法による多汗軽減の可能性．日口腔粘膜会誌 2010；16：17-23.
8) 中村誠司：シェーグレン症候群に伴う口腔乾燥症に対する塩酸セビメリンの使用方法—特に口腔リンス法について．医薬ジャーナル 2004；40：1541-1545.

（森山雅文）

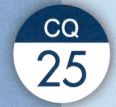

再発性唾液腺腫脹にはどのような対応が有用か

推奨提示

推奨文
- 再発性唾液腺腫脹に対して，抗菌薬やグルココルチコイドの内服ならびにグルココルチコイドを用いた耳下腺洗浄療法は症状の改善効果が期待でき，さらに，グルココルチコイドを用いた耳下腺洗浄療法は再燃抑制効果も期待でき，実施することを提案する．

推奨の強さ　弱い：「実施する」ことを提案する
エビデンスの強さ　D（非常に弱い）
費用対効果の観点からの留意事項　評価未実施

推奨作成の経過

本 CQ のアウトカムとして，唾液腺腫脹などの症状の改善，唾液分泌量の増加，再燃抑制効果，有害事象を重視した．抗菌薬，副腎皮質グルココルチコイド，耳下腺洗浄療法，唾液分泌促進による予防効果に関してシステマティックレビュー（SR）を行った．

その結果，抗菌薬，副腎皮質グルココルチコイド，耳下腺洗浄療法は唾液腺腫脹の改善効果が，さらに耳下腺洗浄療法については再燃抑制効果がある可能性が示唆された．しかし，いずれも観察研究のみで，しかも症例数が少なく，エビデンスは非常に弱かった．唾液分泌促進による予防効果については，文献がなかったため評価できなかった．

以上により，唾液腺腫脹に対しては抗菌薬と副腎皮質グルココルチコイドは改善効果があり，耳下腺洗浄療法は唾液腺腫脹の改善効果に加えて再燃抑制効果も期待できると判断した．ただし，副腎皮質グルココルチコイドは，唾液分泌量の増加を目的とした使用に関しては評価に値する適切な文献がなかったため，唾液腺腫脹に対する消炎と疼痛の軽減を目的として使用すべきと考える．

いずれの治療法も保険適用であるため，患者の経費増額などの負担は少ないと考えられる．

SR レポートのまとめ

1. 抗菌薬

2 本の症例報告[1,2]を対象に SR を実施した．1 本の症例報告[1]では，再発性顎下腺腫脹に対する抗菌薬投与により炎症徴候は消退したが，顎下線の腫脹は持続した．もう 1 本の症例報告[2]では，抗菌薬の予防的服用による再発性耳下腺炎の再発抑制効果が認められた　エビデンスの強さD（非常に弱い）．

どちらの症例報告とも唾液分泌量および有害事象の評価はなされていなかった（ともに D ）．

以上の結果から，エビデンスは非常に弱いが，抗菌薬が再発性唾液腺腫脹を改善させる可能性が示唆された．唾液分泌量の改善効果，有害事象は評価不能であった．

2. 副腎皮質グルココルチコイド

6本の症例報告[3~8]を対象にSRを実施した．6本の症例報告における7例全例で副腎皮質グルココルチコイドによる再発性の耳下腺炎・耳下腺腫脹に対する改善効果，再発抑制効果を認めた．ただし，副腎皮質グルココルチコイドの用量，漸減速度は症例ごとに異なり，メトトレキサートやヒドロキシクロロキンを併用している症例もあった D．

いずれの症例報告とも唾液分泌量および有害事象の評価はなされていなかった（ともに D）．

以上の結果から，エビデンスは非常に弱いが，副腎皮質グルココルチコイドが再発性唾液腺腫脹を改善させる可能性が示唆された．唾液分泌量の改善効果，有害事象は評価不能であった．

3. 耳下腺洗浄療法

4本のRCT[9~12]，7本の症例集積研究[13~19]を対象にSRを実施した．1本のRCT[9]で，唾液腺内視鏡下（耳下腺，顎下腺）での導管拡張と生理食塩水による灌流後にグルココルチコイドによる洗浄を追加すると唾液腺腫脹を呈する患者がいなくなり，腫脹回数が87％減少したが，グルココルチコイドによる洗浄を追加しなかった群と有意差はなかった．疼痛や乾燥に関する問診スコアを併せて評価すると全体的にはグルココルチコイドによる洗浄を追加した群で有意に効果があった D．

3本の症例集積研究[13,14,18]で，唾液腺内視鏡下（主に耳下腺，一部顎下腺）での導管拡張と洗浄（生理食塩水，グルココルチコイド）により慢性，再発性の唾液腺炎において唾液腺腫脹の消失・軽減や疼痛軽減，再発抑制が示された．別の1本の症例集積研究[17]では，唾液腺内視鏡を用いない洗浄（グルココルチコイド/耳下腺，顎下腺）により慢性，再発性の唾液腺炎，腫脹・疼痛の61.5％で効果が得られた D．

3本のRCT[10~12]，2本の症例集積研究[15,16]で唾液分泌量の評価がなされていたが，いずれも再発性唾液腺腫脹の患者かどうかは記載がなかった．3本のRCTは同じ研究者によるもので，うち1本のRCT[10]では，唾液腺内視鏡下（耳下腺，顎下腺）での導管拡張と洗浄（生理食塩水）の施行後に唾液分泌量は増加するものの有意ではなく，施行後の唾液分泌量は無治療群より多いものの有意ではなかった．残り2本のRCT[11,12]は唾液腺内視鏡下（耳下腺，顎下腺）で生理食塩水による洗浄群と生理食塩水による洗浄にグルココルチコイド注入を行う群の2本の群を介入群とするもので（施行後観察期間24週と，その継続試験60週の2つの研究），施行後はグルココルチコイド注入の有無にかかわらず唾液分泌量は有意に増加したが，無治療群との有意差はなかった．乾燥に関する問診スコアは施行後有意に改善し，無治療群と比べ有意に良好な結果であった D．

2本の症例集積研究[15,16]は唾液腺内視鏡を用いない耳下腺洗浄で，生理食塩水による灌流に次いでグルココルチコイド洗浄を施行したところ唾液分泌量は有意に増加した D．

1本のRCT[9]で，唾液腺内視鏡下（耳下腺，顎下腺）での導管拡張と生理食塩水による灌流後のグルココルチコイドによる洗浄の追加の有無にかかわらず，唾液腺内視鏡下の処置後は一過性で自然治癒する唾液腺腫脹以外に合併症はなかった．別の2本のRCT[11,12]では有害事象に関する記載が乏しいが，全体的には合併症発生率は限られており，軽度であった D．

唾液腺内視鏡下での洗浄を施行した2本の症例集積研究[11,13]のうち1本の研究[13]では合併症はなかった．

もう1本の症例集積研究[11]では，4.8％で導管の穿孔（疑いを含む）を認めたが，内視鏡処置の完了には影響せず，あるいは内視鏡終了後の判明であった．施行後ほぼ全員で洗浄により一過性（数日で消退）の軽度の疼痛を伴う唾液腺腫脹がみられた．少ないながら急性耳下腺炎，口腔カンジダの合併がみられた．唾液腺内視鏡を用いない唾液腺洗浄を施行した3本の症例集積研究[15~17]では，有害事象はなし，あるいは洗浄後の一過性（数分で消退）の唾液腺腫脹，疼痛以外に有害事象は認めなかった D．

以上の結果から，エビデンスは非常に弱いが，唾液腺（耳下腺）洗浄療法は唾液腺腫脹，唾液分泌量を改善させる可能性が示唆された．また，エビデンスは非常に弱いが，唾液腺（耳下腺）洗浄療法により重篤な有害事象は生じにくい可能性が示唆された．しかし，処置後一過性の唾液腺腫脹や疼痛が生じる可能性はある．唾液腺内視鏡を用いる場合は，少ないながら穿孔や感染症を合併する可能性もある．

4. 唾液分泌促進による予防

　SR の対象となる文献はなかった．

　以上の結果から，唾液腺腫脹，唾液分泌量の改善効果，有害事象のいずれにおいても評価不能であった．

引用文献リスト

採用論文

1) Chakraborty PP, Bhattacharjee R, Maiti AK, et al.：Recurrent submandibular gland swelling as the initial presentation of Sjögren's syndrome. J Assoc Physicians India 2007；55：44.
2) Sugimoto T, Uzu T, Kashiwagi A：Recurrent parotitis as a first manifestation of adult primary Sjögren's syndrome. Intern Med 2006；45：831-832.
3) Alp H, Orbak Z, Erdogan T, et al.：Recurrent parotitis as a first manifestation in a child with primary Sjögren's syndrome. West Indian Med J 2011；60：685-687.
4) Baszis K, Toib D, Cooper M, et al.：Recurrent parotitis as a presentation of primary pediatric Sjögren syndrome. Pediatrics 2012；129：e179-e182.
5) Civilibal M, Canpolat N, Yurt A, et al.：A child with primary Sjögren syndrome and a review of the literature. Clin Pediatr（Phila）2007；46：738-742.
6) 岩尾篤，杉山謙二：反復する耳下腺腫脹を契機に発見された Sjögren 症候群の 1 例．小児科診療 2004；67：1351-1354.
7) Yasuda S, Ogura N, Horita T, et al.：Abacterial prostatitis and primary biliary cirrhosis with Sjögren's syndrome. Mod Rheumatol 2004；14：70-72.
8) 宮崎菜穂，鈴木光幸，染谷朋之介ほか：反復性耳下腺炎の契機に診断された Sjögren 症候群の 11 歳女児例．小児科臨床 2003；56：337-341.
9) Capaccio P, Canzi P, Torretta S, et al.：Combined interventional sialendoscopy and intraductal steroid therapy for recurrent sialadenitis in Sjögren's syndrome：Results of a pilot monocentric trial. Clin Otolaryngol 2018；43：96-102.
10) Jager DJ, Karagozoglu KH, Maarse F, et al.：Sialendoscopy of salivary glands affected by Sjögren syndrome：a randomized controlled pilot study. J Oral Maxillofac Surg 2016；74：1167-1174.
11) Karagozoglu KH, Vissink A, Forouzanfar T, et al.：Sialendoscopy increases saliva secretion and reduces xerostomia up to 60 weeks in Sjögren's syndrome patients：a randomized controlled study. Rheumatology（Oxford）2021；60：1353-1363.
12) Karagozoglu KH, Vissink A, Forouzanfar T, et al.：Sialendoscopy enhances salivary gland function in Sjögren's syndrome：a 6-month follow-up, randomised and controlled, single blind study. Ann Rheum Dis 2018；77：1025-1031.
13) De Luca R, Trodella M, Vicidomini A, et al.：Endoscopic management of salivary gland obstructive diseases in patients with Sjögren's syndrome. J Craniomaxillofac Surg 2015；43：1643-1649.
14) Shacham R, Puterman MB, Ohana N, et al.：Endoscopic treatment of salivary glands affected by autoimmune diseases. J Oral Maxillofac Surg 2011；69：476-481.
15) Izumi M, Eguchi K, Nakamura H, et al.：Corticosteroid irrigation of parotid gland for treatment of xerostomia in patients with Sjögren's syndrome. Ann Rheum Dis 1998；57：464-469.
16) Takagi Y, Katayama I, Tashiro S, et al.：Parotid irrigation and cevimeline gargle for treatment of xerostomia in Sjögren's syndrome. J Rheumatol 2008；35：2289-2291.
17) Chen Y-C, Dang LH, Chen L-C, et al.：Office-based salivary gland ductal irrigation in patients with chronic sialoadenitis：A preliminary study. J Formos Med Assoc 2021；120：318-326.
18) Guo Y-F, Sun N-N, Wu C-B, et al.：Sialendoscopy-assisted treatment for chronic obstructive parotitis related to Sjogren syndrome. Oral Surg Oral Med Oral Pathol Oral Radiol 2017；123：305-309.
19) Karagozoglu KH, De Visscher JG, Forouzanfar T, et al.：Complications of Sialendoscopy in Patients With Sjögren Syndrome. J Oral Maxillofac Surg 2017；75：978-983.

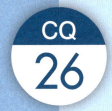

CQ 26 ジクアホソル点眼液・レバミピド点眼液・ヒアルロン酸点眼液は，ドライアイの角結膜上皮障害，涙液分泌量，自覚症状の改善に有用か

推奨提示

推奨文
① ジクアホソル点眼液の点眼は，ドライアイの角結膜上皮障害・眼乾燥症状の改善目的に実施することを推奨する．
② レバミピド点眼液の点眼は，ドライアイの角結膜上皮障害・眼乾燥症状の改善目的に実施することを推奨する．
③ ヒアルロン酸点眼液の点眼は，ドライアイの角結膜上皮障害・眼乾燥症状の改善目的に実施することを推奨する．

推奨の強さ
① 強い：「実施する」ことを推奨する
② 強い：「実施する」ことを推奨する
③ 強い：「実施する」ことを推奨する

エビデンスの強さ
① C（弱）
② C（弱）
③ C（弱）

費用対効果の観点からの留意事項 評価未実施

推奨作成の経過

　本CQでは，現在日本でドライアイの治療薬として保険適用となっているレバミピド点眼液，ジクアホソル点眼液，ヒアルロン酸点眼液を中心に，涙液減少型ドライアイを呈するシェーグレン症候群（Sjögren's syndrome：SS）において，ドライアイの自覚症状，眼表面染色所見による角結膜上皮障害，シルマー値による涙液量の改善，視機能の改善をアウトカムとして検討した．この推奨を作成するにあたり，SS患者にとって治療の選択肢が広がることを重要視した．

　①ジクアホソル点眼液，②レバミピド点眼液，③ヒアルロン酸点眼液は，ドライアイの角結膜上皮障害，涙液分泌量，自覚症状の改善に有用かシステマティックレビュー（SR）が行われた．

　①ジクアホソル点眼液では1本の介入研究，4本の観察研究（2本の前向きコホート研究，1本の後向きコホート研究，1本のその他の研究）を対象にSRを行った．エビデンスは弱いが，複数の報告でジクアホソル点眼は，ドライアイの角膜障害・結膜障害・眼乾燥症状，涙液分泌量を改善させる可能性があるものの，改善を認めない報告もあり，さらなる検討が必要である．また視機能の改善効果は評価されなかった．一方で，有害事象も認めなかった．

　②レバミピド点眼液に関しては，1本の介入研究を対象にSRを行った．エビデンスは非常に弱いが，レバミピド点眼は，ドライアイの角膜障害・結膜障害・眼乾燥症状，を改善させる可能性があるものの，涙液分泌量・視機能の改善評価や有害事象の検討がされなかった．

　③ヒアルロン酸点眼液に関しては，1本の介入研究を対象にSRを行った．エビデンスは非常に弱いが，ヒアルロン酸点眼は，ドライアイの角膜障害・結膜障害・眼乾燥症状，を改善させる可能性があ

るものの，結膜障害・涙液分泌量・視機能の改善は不明で，有害事象に重要な問題は生じなかった．

　SR の結果，レバミピド点眼液，ジクアホソル点眼液，ヒアルロン酸点眼液はいずれもドライアイの角結膜上皮障害・眼乾燥症状を改善し，また，有害事象が検討された研究では，重大な報告はみられていないことから，治療の選択肢として推奨することとした．

　視機能と涙液量の改善についてエビデンスが乏しい点が本推奨における課題である．レバミピド，ジクアホソル，ヒアルロン酸点眼治療に対する患者の価値観や好みのばらつきは少ないと考える．ドライアイの点眼治療は継続することにより症状の改善が維持されることから，眼科以外の診療科でも点眼薬の有用性を理解し，継続して点眼薬が処方できるような連携が必要と思われる．

SR レポートのまとめ

1. ジクアホソル点眼

　1 本の介入研究[1]，4 本の観察研究（2 本の前向きコホート研究[2,3]，1 本の後向きコホート研究[4]，1 本のその他の研究[5]）を対象に SR を行った．2 本の前向きコホート研究[2,3]，1 本のその他の研究[5]で，角膜上皮障害を改善した．一方，1 本の後向きコホート研究[4]では有意な改善は認めなかった エビデンスの強さ C〈弱い〉．2 本の前向きコホート研究[2,3]，1 本のその他の研究[5]で，結膜上皮障害を改善した．一方，1 本の後向きコホート研究[4]では有意な改善は認めなかった C．1 本の RCT 研究[1]，2 本の前向きコホート研究[2,3]，1 本のその他の研究[5]で，眼乾燥症状を改善した．一方，1 本の後向きコホート研究[4]では有意な改善は認めなかった C．1 本の RCT 研究[1]，2 本の前向きコホート研究[2,3]，1 本のその他の研究[5]で，涙液量の改善を認めた．一方，1 本の後向きコホート研究[4]では有意な改善は認めなかった C．2 本の前向きコホート研究[2,3]，1 本のその他の研究[5]で，有害事象を認めなかった C．

　以上の結果から，エビデンスは弱いが，複数の報告でジクアホソル点眼は，ドライアイの角膜障害・結膜障害・眼乾燥症状涙液分泌量を改善させる可能性があるものの，改善を認めない報告もあり，さらなる検討が必要である．また視機能の改善効果は評価されなかった．一方で，有害事象も認めなかった．

2. レバミピド点眼

　1 本の介入研究[6]を対象に SR を行った．1 本の RCT 研究で，角膜上皮障害を改善した C．1 本の RCT 研究で，結膜上皮障害を改善した C．1 本の RCT 研究で，眼乾燥症状を改善した C．

　以上の結果から，エビデンスは非常に弱いが，レバミピド点眼は，ドライアイの角膜障害・結膜障害・眼乾燥症状を改善させる可能性があるものの，涙液分泌量・視機能の改善評価や有害事象の検討がされなかった．

3. ヒアルロン酸点眼

　1 本の介入研究[7]を対象に SR を行った．1 本の RCT 研究で，角膜上皮障害を改善した C．1 本の RCT 研究で，眼乾燥症状を改善した C．1 本の RCT 研究で，重大な有害事象を認めなかった C．

　以上の結果から，エビデンスは非常に弱いが，ヒアルロン酸点眼は，ドライアイの角膜障害・結膜障害・眼乾燥症状を改善させる可能性があるものの，結膜障害・涙液分泌量・視機能の改善は不明で，有害事象に重要な問題は生じなかった．

引用文献リスト

採用論文

1) Yokoi N, Kato H, Kinoshita S：The increase of aqueous tear volume by diquafosol sodium in dry-eye patients with Sjögren's syndrome：a pilot study. Eye（Lond）2016；30：857-864.

2) Koh S, Ikeda C, Takai Y, et al.：Long-term results of treatment with diquafosol ophthalmic solution for aqueous-deficient dry eye. Jpn J Ophthalmol 2013；57：440-446.

3) Koh S, Maeda N, Ikeda C, et al.：Effect of diquafosol ophthalmic solution on the optical quality of the eyes in patients with aqueous-deficient dry eye. Acta Ophthalmol 2014；92：e671-e675.

4) Jeon HS, Hyon JY：The efficacy of diquafosol ophthalmic solution in non-Sjögren and Sjögren syndrome dry eye patients unresponsive to artificial tear. J Ocul Pharmacol Ther 2016；32：463-468.

5) Yokoi N, Sonomura Y, Kato H, et al.：Three percent diquafosol ophthalmic solution as an additional therapy to existing artificial tears with steroids for dry-eye patients with Sjögren's syndrome. Eye（Lond）2015；29：1204-1212.

6) Arimoto A, Kitagawa K, Mita N, et al.：Effect of rebamipide ophthalmic suspension on signs and symptoms of keratoconjunctivitis sicca in Sjögren syndrome patients with or without punctal occlusions. Cornea 2014；33：806-811.

7) McDonald CC, Kaye SB, Figueiredo FC, et al.：A randomised, crossover, multicentre study to compare the performance of 0.1%（w/v）sodium hyaluronate with 1.4%（w/v）polyvinyl alcohol in the alleviation of symptoms associated with dry eye syndrome. Eye（Lond）2002；16：601-607.

コラム6

眼科治療 —点眼の工夫など

　シェーグレン症候群（Sjögren's syndrome：SS）では，点眼を継続する必要があり，点眼治療への高いアドヒアランスが要求される．したがって，治療への理解，点眼液のさし心地や点眼のしやすさなどへの考慮も大切である．最近，ドライアイ治療では，涙液層の油層，液層，角結膜上皮，さらに眼表面の炎症のいずれの問題かを診断（tear film oriented diagnosis：TFOD）し，眼表面の層別治療（tear film oriented therapy：TFOT）を行うようになった[1]．SSでは，液層をはじめいずれの層の改善も目指す必要がある．

　涙液減少が高度な症例には，より防腐剤フリーの点眼液が望ましいが，関節リウマチなどで手指関節の変形を伴う場合や高齢者では，点眼の補助具など利用しても硬い点眼瓶や小さい容器だと上手く点眼ができない．処方の際，薬効の重要性はさながら，毎日何度も点眼するため，点眼しやすい容器であるか否かの考慮も大切である．

　また，涙液量の減少は乾燥を引き起こすが，眼表面の洗浄能力も低下しており，デブリスなども溜まりやすいため，起床時や就寝前に防腐剤無添加人工涙液による洗浄もすすめる．点眼液や眼軟膏について，処方のコツや日常診療でよく耳にする訴えへの対処を記す．

①ヒアルロン酸点眼液[1]処方のコツ

　さし心地などで問題になることは少ない点眼液である．SSでは涙液量が少なく点眼回数も多いため，防腐剤への配慮は必要である．0.1% と 0.3% があり，水層の改善に働く点眼液である．0.3% が効くと考える患者もいるが，角膜表面の水分がヒアルロン酸により吸収され[2]，涙液量が少ない場合は，むしろ涙液層の破壊を生じるため，基本的には 0.1% を処方する．

②ジクアホソル点眼液[1]処方のコツ

　点眼時に絞めつけられるような痛み，眼脂の増加を訴えることが多く，中断の原因になる．処方時にあらかじめ伝えておく．痛みはしばらくすると治まることや，継続していると軽減することも多いので，すぐにはやめないようにも話しておく．眼脂に対しては，ムチンの分泌効果がでている証だが，「涙の成分のバランスが悪いようなのでヒアルロン酸点眼は 6 回継続し，ジクアホソル点眼液回数を減らしてみましょう」と提案したり，防腐剤無添加人工涙液での洗浄を朝晩，日中も 1 回程度することを促してみる．

③レバミピド点眼液[1]処方のコツ

　白色の付着物，眼脂，点眼後の苦味を訴えることが多く，中断の原因となる．対策も含め処方時に伝えておくとよい．白色の付着物，眼脂の対策として，洗顔前の起床時や就寝前の点眼や 1 日 2〜3 回の防腐剤無添加人工涙液による洗浄をすすめる．苦味は胃薬の成分なので心配はいらず，お茶などを飲んだりするとよいと話しておく．

　涙石・涙嚢炎の原因になることがある．他の点眼薬との相互作用によるともいわれており，他の点眼薬との点眼間隔をあけて点眼することをすすめる．眼脂が増えたりした場合は眼科受診を指示する．

④眼軟膏処方のコツ

　枕元に置き，米粒大ぐらいを点眼する要領で下眼瞼の裏に入れ，防腐剤無添加人工涙液も枕元に置いて起きるときに洗浄するようにすすめる．

⑤点眼の順番はありますか？

　洗浄も兼ねて使用する防腐剤無添加人工涙液，治療薬の点眼，眼軟膏の順になる．治療薬の数種について厳密な順はないが，具体的な指示が必要なときには，起床時にレバミピド点眼液，洗顔後にジクアホソル点眼液，ヒアルロン酸点眼液と開始し，日中は指示された回数で前記の順で繰り返し，就寝前にレバミピド点眼液，眼軟膏点入などと示す．ムチンを増やし，さらに水分を補うというイメージである．

　点眼順も大切であるが，点眼と点眼の間隔を十分にあけることをよく伝える．

⑥点眼が多くてたいへん

　ムチンと水分の分泌を促し，涙液層のいずれの層にも効果を示すジクアホソル点眼液[1]を定期的に点眼し，乾燥などを感じたらヒアルロン酸点眼液を適宜点眼するなどを提案してみる．レバミピド点眼液は洗顔前や寝る前だけでもよいと提案してみる．

⑦点眼が足らない

　数種の点眼薬の処方があると，一度に数種類の点眼を行うと，点眼薬があふれてしまい，十分な効果が得られないことがあるため，点眼薬ごとに点眼を5分以上あけるように説明を受ける．これは5分経ったら次の点眼を行うという意味ではない．数種処方されているとSSの場合，1日に15回前後の点眼になるので，これは30分，1時間あけて点眼してもよく，例えば1時間あけて点眼すると，1日中点眼できると提案したり，眼軟膏の併用や乾燥予防のゴーグル型眼鏡の併用をすすめる．1滴は眼表面に貯留できる量で，1回1〜2滴で眼表面を十分に覆えていることも伝える．

⑧痛くて点眼できない

　角結膜上皮障害が重症の場合，点眼時も痛くて点眼が困難なことが多い．涙点プラグの適応などの検討も必要なため眼科受診をすすめる．

⑨点眼してもよくならない

　ステロイド点眼薬や自己血清点眼などの適応，外科的治療をはじめ治療方針を再考する．糸状角膜炎などでは処置も必要ことがある．また，ドライアイ以外の眼精疲労をはじめ，他の疾患が合併している可能性もあるため眼科受診をすすめる．

⑩眼脂が多い

　涙液量が減少すると，乾燥以外に洗浄能力も落ちている．朝，晩などに治療薬の点眼前にティッシュなどを瞼に当てて，防腐剤無添加人工涙液を数滴，瞬きしながら点眼して，洗い流すことをすすめる．

📖 文献

1) ドライアイ研究会診療ガイドライン作成委員会：ドライアイ診療ガイドライン．日眼会誌2019；123：489-592.
2) 横井則彦：ドライアイ診療のフローチャート．日本の眼科1997；68：729-734.

（篠崎和美）

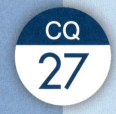

涙点プラグはドライアイの涙液量，角結膜上皮障害，自覚症状の改善に有用か

推奨提示

推奨文
・涙点プラグの挿入は，ドライアイの涙液量・角膜上皮障害・眼乾燥症状の改善目的に実施することを推奨する．

推奨の強さ　強い：「実施する」ことを推奨する
エビデンスの強さ　C（弱）
費用対効果の観点からの留意事項　評価未実施

推奨作成の経過

　本 CQ のアウトカムとして，ドライアイにおける涙液量の改善，角膜上皮障害，結膜上皮障害，眼乾燥症状，有害事象が挙げられていた．本推奨では涙液減少型ドライアイを呈するシェーグレン症候群（Sjögren's syndrome：SS）患者にとって治療法が少ないなかで，保険適用である涙点プラグによる外科的治療の選択肢が広がることを重要視した．

　涙点プラグ治療に対し，人工涙液を対照群としてランダム化比較試験を行った1論文について涙液量の改善，角膜上皮障害，結膜上皮障害，眼乾燥症状，有害事象についてシステマティックレビュー（SR）を行った．論文の2次スクリーニング時11本の論文が残ったが，対照群のない論文がほとんどであり，最終的に残ったのはランダム化比較試験1本だけであった．メタアナリシスへ進んだ論文は認められなかった．

　涙点プラグ治療に対し，人工涙液を対照群としてランダム化比較試験を行った1論文について涙液量の改善，角膜上皮障害，結膜上皮障害，眼乾燥症状，有害事象について SR を行った．その結果，点眼治療においても点眼前後で涙液量の増加を認めたが，人口涙液群と比較して涙点プラグ群では有意にシルマーテストⅠ法，涙液層破壊時間（BUT）による涙液量の改善を認めた．涙点プラグの使用前後で明らかな眼乾燥症と角膜上皮の改善を認めた．涙点プラグによる結膜上皮の改善と有害事象は不明であった．

　以上の結果から，エビデンスは弱いが涙点プラグは，ドライアイにおける涙液量・角膜上皮障害・眼乾燥症状を改善することから，治療の選択肢として推奨すると判断した．

　現在有用な点眼治療に抵抗性の患者に対する涙点プラグ治療に対しては，患者の意向のばらつきは少ないと考える．ドライアイの重症度によっては，早期に涙点プラグを開始する場合もあり，開始時期については記載しないこととした．

SR レポートのまとめ

　1本の RCT[1]，1本のコホート研究[2] を対象に SR を行った．1つの RCT[1] で，人工涙液と比較して涙

点プラグにより明らかな涙液量の改善を認めた **エビデンスの強さC〈弱〉**．また1本のコホート研究[2]で自己血清点眼のみと比較して涙点プラグ併用でBUTの改善を認めた **エビデンスの強さD〈非常に弱い〉**．1本のRCT[1]で，涙点プラグの使用前後で明らかな角膜上皮の改善を認めた **C**．一方，1本のコホート研究[2]では自己血清点眼のみと比較して涙点プラグ併用で明らかな角膜上皮の改善は認めなかった **D**．1本のコホート研究[2]では自己血清点眼のみと比較して涙点プラグ併用で結膜上皮の改善は認めた **D**．1本のRCT[1]で，涙点プラグの使用前後で明らかに眼乾燥症状の改善を認めた **C**．

　以上の結果から，エビデンスは弱いが涙点プラグは，涙液量・角膜上皮・結膜上皮・眼乾燥症状を改善させる可能性を認めた．有害事象の発生については不明であった．

引用文献リスト

採用論文

1）Qiu W, Liu Z, Ao M, et al.：Punctal plugs versus artificial tears for treating primary Sjögren's syndrome with kerato-conjunctivitis SICCA：a comparative observation of their effects on visual function. Rheumatol Int 2013；33：2543-2548.

2）Liu Y, Hirayama M, Cui X, et al.：Effectiveness of autologous serum eye drops combined with punctual plugs for the treatment of Sjögren's syndrome-related dry eye. Cornea 2015；34：1214-1220.

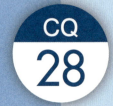

グルココルチコイドは腺病変の改善に有用か

推奨提示

推奨文
- グルココルチコイドの全身投与は，眼・口腔乾燥症状の改善目的に実施しないことを提案する．

推奨の強さ　弱い：「実施しない」ことを提案する
エビデンスの強さ　D（非常に弱い）
費用対効果の観点からの留意事項　評価未実施

推奨作成の経過

シェーグレン症候群（Sjögren's syndrome：SS）の眼・口腔乾燥に対するグルココルチコイドの有効性は明らかではなく，長期使用によって感染症などの副作用が誘発される可能性があるため，重要な臨床課題である．

本CQのアウトカムとして，唾液分泌量の改善，涙液分泌量の改善，乾燥自覚症状の改善，感染症の増加が挙げられ，唾液分泌量・涙液分泌量といった客観的指標の改善効果およびグルココルチコイド全身投与による益と害のバランスを重要視してシステマティックレビュー（SR）が行われた．

SRでは2017年版ガイドラインで採用された5論文に追加して，新たにSRの対象となる論文は認められなかった．SRの結果，ランダム化比較試験（RCT）において，グルココルチコイド全身投与により口腔乾燥症状は改善したが，明らかな唾液分泌量・涙液分泌量の改善効果は認めなかった．2本の後ろ向きコホート研究のメタアナリシスでは，グルココルチコイド全身投与は非投与群と比較して，唾液分泌量を増加させる傾向があったが，有意水準に達しなかった．一方，グルココルチコイド全身投与が感染症を増加させる可能性が示された．RCTが1本あるが，症例数が少なく，他の4本はいずれも観察研究であり，エビデンスの総括は **エビデンスの強さD（非常に弱い）** であった．

このように，グルココルチコイドの全身投与はSSの乾燥症状を改善する可能性はあるが，唾液分泌量・涙液分泌量の改善は乏しく，感染症を増加させる可能性があるため，グルココルチコイドの全身投与をSSの腺病変の改善目的に実施しないことを提案することとした．

ただし，疾患の病期や重症度によって腺病変に対するグルココルチコイド全身投与の治療反応性が異なる可能性はある．例えば，唾液腺組織におけるリンパ球浸潤が顕著な症例では効果が異なる可能性があるため，これらは今後の検討課題と考える．また，グルココルチコイド全身投与による副作用のリスクは感染症の誘発のみではないため，今後幅広い調査が必要になると考えられた．

SRレポートのまとめ

1本のRCT[1]，4本の観察研究（2本の前向きコホート研究[2,3]，2本の後ろ向きコホート研究[4,5]）を対象にSRを行った．

1本のRCT[1]で，プラセボと比較して，グルココルチコイドによる明らかな唾液分泌の改善はなかった エビデンスの強さC〈弱〉．2本の後ろ向きコホート研究[4,5]のメタアナリシスでは，グルココルチコイド全身投与は，プラセボと比較して唾液分泌量を増加させる傾向があるが，有意水準には達しなかった D．1本のRCT[1]で，グルココルチコイドによる明らかな涙液分泌量の改善はなかった C．1本の後ろ向きコホート研究[4]では，グルココルチコイド全身投与は涙液分泌を増加させる可能性が示されたが，有意水準には達しなかった D．1本のRCT[1]で，グルココルチコイドによる口腔乾燥症状の改善が認められた C．1本の後ろ向きコホート研究[4]で，グルココルチコイド全身投与は口腔乾燥症状を改善させる可能性が示されたが，有意水準には達しなかった D．1本のRCT[1]で，感染症の記載はなかった D．1本の後ろ向きコホート研究[4]で，グルココルチコイド全身投与は感染症を誘発する可能性が示された D．

　以上の結果から，エビデンスは弱いが，グルココルチコイドの全身投与は，口腔乾燥症状を改善させる可能性があるものの，明らかな唾液分泌量・涙液分泌量の改善効果は認められない．一方で，エビデンスは弱いが，感染症を増加させる可能性はある．2017年版のSR以降，新たなSRの対象となる論文は認められなかった．

引用文献リスト

採用論文

1）Fox PC, Datiles M, Atkinson JC, et al.：Prednisone and piroxicam for treatment of primary Sjögren's syndrome. Clin Exp Rheumatol 1993；11：149-156.

2）Miyawaki S, Nishiyama S, Matoba K：Efficacy of low-dose prednisolone maintenance for saliva production and serological abnormalities in patients with primary Sjögren's syndrome. Intern Med 1999；38：938-943.

3）Pijpe J, Kalk WWI, Bootsma H, et al.：Progression of salivary gland dysfunction in patients with Sjögren's syndrome. Ann Rheum Dis 2007；66：107-112.

4）Ichikawa Y, Yamauchi K, Shimizu Y, et al.：Effect of steroid hormone on the salivary and lacrimal secretions in Sjögren's syndrome（author's transl）. Ryumachi 1979；19：15-22.

5）Reksten TR, Brokstad KA, Jonsson R, et al.：Implications of long-term medication of oral steroids and antimalarial drugs in primary Sjögren's syndrome. Int Immunopharmacol 2011；11：2125-2129.

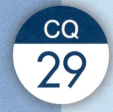

グルココルチコイドは腺外病変の改善に有用か

推奨提示

推奨文
- グルココルチコイドの全身投与は，腺外病変のうち皮膚病変の改善目的に実施することを提案する．

推奨の強さ　弱い：「実施する」ことを提案する
エビデンスの強さ　D（非常に弱い）
費用対効果の観点からの留意事項　評価未実施

推奨作成の経過

　シェーグレン症候群（Sjögren's syndrome：SS）の腺外病変に対して，その病状や活動性に応じてグルココルチコイド全身投与による治療がなされることがある．コンセンサスが得られた使用法はなく，長期使用によって感染症などの副作用が誘発される可能性があるため，重要な臨床課題である．

　本CQのアウトカムとして，ESSDAIの改善，ESSPRIの改善，肺病変の改善，腎病変の改善，血球減少の改善，高γグロブリン血症の改善，中枢神経障害の改善，末梢神経障害の改善，関節・皮膚・筋病変の改善，感染症の増加が挙げられ，グルココルチコイド全身投与による益と害のバランスを重要視してシステマティックレビュー（SR）が行われた．

　SRでは2017年版ガイドラインで採用された4論文に追加して，新たにSRの対象となる論文は認められなかった．SRの結果，グルココルチコイド全身投与は，肺病変，腎病変，中枢神経病変，皮膚病変を改善させる可能性が示された．その他の腺外病変におけるグルココルチコイド全身投与の有効性に関するエビデンスはなかった．また，腺外病変に対するグルココルチコイド全身投与による感染症の増加に関してもエビデンスはなかった．いずれも観察研究であり，肺病変，中枢神経病変については対照群との比較がなく，エビデンスの総括は エビデンスの強さD（非常に弱い） であった．

　このように，グルココルチコイド全身投与により肺病変，腎病変，中枢神経病変が改善する可能性はあるが，推奨作成にあたっては，対照群と比較して有意に改善効果が示された皮膚病変のみの記載に留めることが適切と判断した．なお，2017年版ガイドラインにおける推奨文は，「関節・皮膚・筋病変」で一括りになっているが，効果が確認されているのは皮膚病変（環状紅斑）のみである．今回もアウトカムの設定に際して「関節・皮膚・筋病変」としたが，関節病変，筋病変にもグルココルチコイド全身投与の効果がある検証結果が得られているような誤解を招かないために，推奨文では「皮膚病変」と明示した．いずれの論文においても，グルココルチコイド全身投与による感染症の増加について検討されておらず，感染症の増加などのリスクの評価は不十分である．また，いずれの論文においても，ESSDAIの改善，ESSPRIの改善，血球減少の改善，高γグロブリン血症の改善，末梢神経障害の改善，関節・筋病変の改善について検討されておらず，これらは今後の課題である．

　グルココルチコイド全身投与は副作用が懸念されるため，患者（家族）の意向はばらつくと考えら

れる．投与に際しては十分なインフォームド・コンセントが必要である．

SR レポートのまとめ

　4 本の観察研究（1 本の前向きコホート[1]，3 本の後ろ向きコホート研究[2~4]）を対象に SR を行った．
　1 本の後ろ向きコホート研究[4]では，グルココルチコイド全身投与は肺病変を改善させる可能性が示されたが，対照群との比較はない **D**．1 本の後ろ向きコホート研究[4]では，グルココルチコイド全身投与は対照群と比較して腎病変を改善させる可能性が示されたが，有意水準には達しなかった **D**．1 本の前向きコホート研究[1]では，グルココルチコイド全身投与は中枢神経病変を改善させる可能性が示されたが，対照群との比較はない **D**．1 本の後ろ向きコホート研究[4]では，グルココルチコイド全身投与は対照群と比較して，皮膚病変を有意に改善させた **D**．4 本のコホート研究いずれにおいても，ESSDAI の改善，ESSPRI の改善，血球減少の改善，高 γ グロブリン血症の改善，末梢神経障害の改善，感染症の増加に関して未検討であった **D**．

　以上の結果から，エビデンスは弱いが，グルココルチコイドの全身投与は肺・腎・中枢神経・皮膚病変を改善させる可能性がある．その他の腺外病変におけるグルココルチコイドの全身投与の効果に関してはエビデンスに乏しくケースごとの検討が必要である．また，腺外病変に対するグルココルチコイドの全身投与における感染症の増加に関してもエビデンスに乏しくケースごとの検討が必要である．2017 年版の SR 以降，新たな SR の対象となる論文は認められなかった．

引用文献リスト

採用論文

1) Li H, Liu Z, Gong Y, et al.：Application of immunosuppressant facilitates the therapy of optic neuritis combined with Sjögren's syndrome. Chin Med J（Engl）2014；127：3098-3104.

2) Maripuri S, Grande JP, Osborn TG, et al.：Renal involvement in primary Sjögren's syndrome：a clinicopathologic study. Clin J Am Soc Nephrol 2009；4：1423-1431.

3) Katayama I, Kotobuki Y, Kiyohara E, et al.：Annular erythema associated with Sjögren's syndrome：review of the literature on the management and clinical analysis of skin lesions. Mod Rheumatol 2010；20：123-129.

4) Shi J-H, Liu H-R, Xu W-B, et al.：Pulmonary manifestations of Sjögren's syndrome. Respiration 2009；78：377-386.

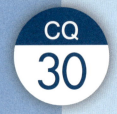

免疫抑制薬は腺病変の改善に有用か

推奨提示

推奨文
- ミゾリビンの投与は唾液分泌量・乾燥自覚症状，メトトレキサートの投与は乾燥自覚症状，イグラチモドの投与は涙液分泌量・乾燥自覚症状の改善目的に実施することを提案する．

推奨の強さ 弱い：「実施する」ことを提案する
エビデンスの強さ C（弱）
費用対効果の観点からの留意事項 評価未実施

推奨作成の経過

　シェーグレン症候群（Sjögren's syndrome：SS）の腺病変に対して免疫抑制薬が使用されることは少ないが，有効性が報告されている薬剤もあり，重要な臨床課題である．

　本CQのアウトカムとして，唾液分泌量の改善，涙液分泌量の改善，乾燥自覚症状の改善，感染症の増加が挙げられ，免疫抑制薬の益と害のバランスを重視してシステマティックレビュー（SR）が行われた．

　SRでは2017年版ガイドラインで採用された論文に1つの論文を追加し，合計6論文を対象とした．SRの結果，ミゾリビンは唾液分泌量と乾燥自覚症状を改善させる可能性，メトトレキサートは乾燥自覚症状を改善させる可能性，イグラチモドは1つのランダム化比較試験（RCT）において，涙液分泌量と乾燥自覚症状を改善させる可能性，唾液分泌量を改善させない可能性，シクロスポリンは1つのRCTにおいて，唾液分泌量，涙液分泌量を改善させない可能性，感染症を増加させない可能性，アザチオプリンは1つのRCTにおいて，唾液分泌量，涙液分泌量，乾燥自覚症状を改善させない可能性が示された．3つのRCTを含むが，いずれも症例数が少ない．また，ミゾリビンに関しては2つの論文があるが，その他免疫抑制薬に関する論文は1つずつであり，エビデンスの総括は **エビデンスの強さC（弱）** であった．

　以上より，ミゾリビンの投与は唾液分泌量・乾燥自覚症状，メトトレキサートの投与は乾燥自覚症状，イグラチモドの投与は涙液分泌量・乾燥自覚症状の改善目的に実施することをそれぞれ提案することとした．なお，イグラチモドは免疫調整薬に分類される薬剤だが，グルココルチコイド以外の薬剤ということで便宜的に本CQに含めた．感染症の増加などリスクの評価は不十分と考えられた．

　ただし，腺病変に対する免疫抑制薬の治療反応性は，疾患の病期や重症度によって異なる可能性が高い．例えば，唾液腺組織におけるリンパ球浸潤や組織線維化の程度によって薬剤の効果が異なるとの報告もあり，今後の課題である．リスクについては，感染症のみならず幅広い調査が必要である．免疫抑制薬の使用は副作用が懸念されるため，患者（家族）の意向はばらつくと考えられる．いずれの薬剤もSSに対して保険適用ではなく，投与にあたっては益と害を十分に考慮すべきである．また，十分なインフォームド・コンセントが必要である．

SR レポートのまとめ

1. 唾液分泌の改善

ミゾリビンは2本の前向きコホート研究[1,2]で有意改善を認めているが，改善症例数の記載なし C ．

シクロスポリンは1本のRCT[3]で有意改善なし C ．

アザチオプリンは1本のRCT[4]で有意改善なし C ．

イグラチモドは1本のRCT[5]で有意改善なし C ．

2. 涙液分泌の改善

シクロスポリンは1本のRCT[3]で有意改善なし C ．

アザチオプリンは1本のRCT[4]で有意改善なし C ．

イグラチモドは1本のRCT[5]で有意に改善 C ．

3. 乾燥自覚症状の改善

ミゾリビンは1本の前向きコホート研究[1]で有意改善を認めているが，改善症例数の記載なし C ．

メトトレキサートは1本の前向きコホート研究[6]で有意改善を認めるが，one armで非投与群なし C ．

アザチオプリンは1本のRCT[4]で有意改善なし C ．

イグラチモドは1本のRCT[5]で有意に改善 C ．

4. 感染症の増加

ミゾリビンは1本の前向きコホート研究[2]で記載なし．メトトレキサートは1本の前向きコホート研究[6]で記載なし．シクロスポリンは1本のRCT[3]で増加なし **エビデンスの強さB〈中〉** ．

アザチオプリンは1本のRCT[4]で記載なし．イグラチモドは1本のRCT[5]で記載なし．

以上より，エビデンスは弱いが，ミゾリビンは唾液分泌量・乾燥自覚症状を改善させる可能性がある．同様にエビデンスは弱いが，メトトレキサートは乾燥自覚症状を改善させる可能性がある．同様にエビデンスは弱いが，イグラチモドは涙液分泌量・乾燥自覚症状を改善させる可能性があるが，唾液分泌量は改善させない．シクロスポリンは唾液分泌量・涙液分泌量を改善させず，治療中の感染症を増加させない．アザチオプリンも唾液分泌量・涙液分泌量・乾燥自覚症状を改善させない．

引用文献リスト

採用論文

1) Nakayamada S, Fujimoto T, Nonomura A, et al.：Usefulness of initial histological features for stratifying Sjögren's syndrome responders to mizoribine therapy. Rheumatology（Oxford）2009；48：1279-1282.

2) Nakayamada S, Saito K, Umehara H, et al.：Effi cacy and safety of mizoribine for the treatment of Sjögren's syndrome：a multicenter open-label clinical trial. Mod Rheumatol 2007；17：464-469.

3) Drosos AA, Skopouli FN, Costopoulos JS, et al.：Cyclosporin A（CyA）in primary Sjögren's syndrome：a double blind study. Ann Rheum Dis 1986；45：732-735.

4) Price EJ, Rigby SP, Clancy U, et al.：A double blind placebo controlled trial of azathioprine in the treatment of primary Sjögren's syndrome. J Rheumatol 1998；25：896-899.

5) Shao Q, Wang S, Jiang H, et al.：Efficacy and safety of iguratimod on patients with primary Sjogren's syndrome：a randomized, placebo-controlled clinical trial. Scand J Rheumatol 2021；50（2）：143-152.

6) Skopouli FN, Jagiello P, Tsifetaki N, et al.：Methotrexate in primary Sjögren's syndrome. Clin Exp Rheumatol 1996；14：555-558.

CQ 31 免疫抑制薬は腺外病変の改善に有用か

推奨提示

推奨文

①免疫抑制薬シクロホスファミドの投与は，腺外病変（肺，腎，中枢神経病変）の改善目的に実施することを提案する．

②免疫抑制薬シクロスポリンの投与は，腺外病変（ESSDAI，関節病変）の改善目的に実施することを提案する．

③免疫抑制薬ミコフェノール酸の投与は，腺外病変（肺病変）の改善目的に実施することを提案する．

推奨の強さ　①弱い：「実施する」ことを提案する
②弱い：「実施する」ことを提案する
③弱い：「実施する」ことを提案する

エビデンスの強さ　①D（非常に弱い）
②D（非常に弱い）
③D（非常に弱い）

費用対効果の観点からの留意事項　評価未実施

推奨作成の経過

シェーグレン症候群（Sjögren's syndrome：SS）の腺外病変に対して，その病状や活動性に応じて免疫抑制薬による治療がなされることがあるが，コンセンサスが得られた使用法はなく，効果も確立したものではないため重要な臨床課題である．

本 CQ のアウトカムとして，ESSDAI の改善，ESSPRI の改善，肺病変の改善，腎病変の改善，血球減少の改善，高γグロブリン血症の改善，中枢神経障害の改善，末梢神経障害の改善，関節・皮膚・筋病変の改善，感染症の増加が挙げられ，薬剤の益と害のバランスを重視してシステマティックレビュー（SR）が行われた．

SR では 2017 年版ガイドラインで採用された論文に 2 つの論文を追加し，合計 6 論文を対象とした．SR の結果，シクロホスファミドは肺病変，腎病変，中枢神経障害を改善させる可能性，末梢神経障害を改善できない可能性，ミコフェノール酸は肺病変を改善させる可能性，シクロスポリンは ESSDAI および関節病変を改善させる可能性，IgG を低下させない可能性が示された．また，シクロホスファミドは感染症を増加させない可能性，シクロスポリンは感染症を増加させる可能性が示された．その他の腺外病変における免疫抑制薬の有効性に関してはエビデンスが乏しく，症例ごとの検討が必要である．いずれも観察研究であり，対照群との比較はなく，エビデンスの総括は **エビデンスの強さ D（非常に弱い）** であった．

推奨作成にあたっては，免疫抑制薬による腺外病変の改善効果に関する客観的評価を重要視した．腺外病変により評価が異なるため，シクロホスファミドの投与は，肺，腎，中枢神経病変の改善目的

に実施すること，シクロスポリンの投与は，ESSDAI，関節病変の改善目的に実施すること，ミコフェノール酸の投与は，肺病変の改善目的に実施すること，をそれぞれ提案することとした．なお，シクロホスファミドは感染症を増加させない可能性，シクロスポリンは感染症を増加させる可能性が示されたが，エビデンスは非常に弱く，害の評価は不十分と考えられた．薬剤ごとで害を考慮する必要はあるが，シクロスポリンによる感染症の増加は症例集積での結果のみであり，益とのバランスの評価には至らなかった．いずれの論文においても，ESSPRIの改善と血球減少の改善については客観的評価がなされておらず，今後の課題である．

　病変の違いによる有用性，また害の懸念により，腺外病変に対する免疫抑制薬の使用に対する患者（家族）の意向はばらつくものと考えられる．対照群を対照とした比較検討を含めた益と害の評価の実施が望まれる．いずれの薬剤もSSに対して保険適用ではなく，投与に際して十分なインフォームド・コンセントが必要である．

SR レポートのまとめ

　5本のコホート研究[1~5]と1本の症例集積研究[6]を対象にSRを行った．1本の症例集積研究[6]では，シクロスポリンがESSDAIを改善させる可能性が示されたが，対照群との比較はない D ．

　1本のコホート研究[1]では，シクロホスファミドの全身投与は肺病変を改善させる可能性が示され，1本のコホート研究[2]では，ミコフェノール酸の全身投与は肺病変を改善させる可能性が示されたが，いずれも対照群との比較はない D ．1本のコホート研究[3]では，シクロホスファミドの全身投与は腎病変を改善させる可能性が示されたが，対照群との比較はない D ．1本のコホート研究[4]では，シクロホスファミドの全身投与は中枢神経障害を改善させる可能性が示されたが，対照群との比較はない D ．1本のコホート研究[5]では，シクロホスファミドの全身投与は末梢神経障害を改善しない可能性が示されたが，対照群との比較はない D ．1本の症例集積研究[6]では，シクロスポリンが関節病変を改善させる可能性が示されたが，対照群との比較はない D ．1本の症例集積研究[6]では，シクロスポリンがIgGを低下させない可能性が示されたが，対照群との比較はない D ．1本のコホート研究[1]では，シクロホスファミドの全身投与により感染症が増加しない可能性が示され，1本の症例集積研究[6]では，シクロスポリンが感染症を増加させる可能性が示されたが，対照群との比較はない D ．5本のコホート研究[1~5]，1本の症例集積研究[6]いずれにおいても，ESSPRIの改善，血球減少の改善に関して未検討であった D ．

　以上の結果から，エビデンスは非常に弱いが，シクロホスファミドは肺病変，腎病変，中枢神経障害を改善させる可能性，末梢神経障害を改善できない可能性，ミコフェノール酸は肺病変を改善させる可能性，シクロスポリンはESSDAIおよび関節病変を改善させる可能性，IgGを低下させない可能性が示された．またエビデンスは非常に弱いが，シクロホスファミドは感染症を増加させない可能性，シクロスポリンは感染症を増加させる可能性が示された．その他の腺外病変における免疫抑制薬の有効性に関してはエビデンスに乏しくケースごとの検討が必要である．

引用文献リスト

採用論文

1) Shi J-H, Liu H-R, Xu W-B, et al.：Pulmonary manifestations of Sjögren's syndrome. Respiration 2009；78：377-386.

2) Amlani B, Elsayed G, Barvalia U, et al.：Treatment of primary Sjögren's syndrome-related interstitial lung disease：a retrospective cohort study. Sarcoidosis Vasc Diffuse Lung Dis 2020；37：136-147.

3) Maripuri S, Grande JP, Osborn TG, et al.：Renal involvement in primary Sjögren's syndrome：a clinicopathologic

study. Clin J Am Soc Nephrol 2009；4：1423-1431.
4) de Seze J, Delalande S, Fauchais A-L, et al.：Myelopathies secondary to Sjögren's syndrome：treatment with monthly intravenous cyclophosphamide associated with corticosteroids. J Rheumatol 2006；33：709-711.
5) Font J, Ramos-Casals M, de la Red G, et al.：Pure sensory neuropathy in primary Sjögren's syndrome. Longterm prospective followup and review of the literature. J Rheumatol 2003；30：1552-1557.
6) Kedor C, Zernicke J, Hagemann A, et al.：A phase II investigator-initiated pilot study with low-dose cyclosporine A for the treatment of articular involvement in primary Sjögren's syndrome. Clin Rheumatol 2016；35：2203-2210.

CQ 32 生物学的製剤は腺病変の改善に有用か

推奨提示

推奨文

①リツキシマブの投与は腺病変の改善目的に実施することを提案する.

②アバタセプトの投与は腺病変の改善目的に実施しないことを提案する.

③ベリムマブの投与は腺病変の改善目的に実施しないことを提案する.

④インフリキシマブの投与は腺病変の改善目的に実施しないことを提案する.

⑤エタネルセプトの投与は腺病変の改善目的に実施しないことを提案する.

推奨の強さ
①弱い:「実施する」ことを提案する
②弱い:「実施しない」ことを提案する
③弱い:「実施しない」ことを提案する
④弱い:「実施しない」ことを提案する
⑤弱い:「実施しない」ことを提案する

エビデンスの強さ
①C(弱)
②B(中)
③D(非常に弱い)
④C(弱)
⑤C(弱)

費用対効果の観点からの留意事項 評価未実施

推奨作成の経過

　腺病変に対する生物学的製剤の有用性を明らかにすることは,患者の自覚症状やQOLの改善につながる重要な臨床課題と考えられる.本CQでは,介入としてリツキシマブ(RTX),アバタセプト(ABT),ベリムマブ(BLM),インフリキシマブ(IFX),エタネルセプト(ETN),アウトカムとして唾液分泌量,涙液分泌量,乾燥自覚症状の改善に関して,システマティックレビュー(SR)が行われた.

　SRの対象となった研究は,リツキシマブはランダム化比較試験(RCT)4本,観察研究4本,RCTのメタアナリシス1本,アバタセプトはRCT2本,準RCT1本,観察研究3本,ベリムマブは観察研究2本,インフリキシマブはRCT1本,エタネルセプトはRCT1本,観察研究1本であり,全体で20本(RCT8本,準RCT1本,観察研究10本,RCTのメタアナリシス1本)であった.

①リツキシマブは,RCT,観察研究で結果の相違がみられているが,一部の研究で有用性が示されており,有用な可能性があると判断した **エビデンスの強さC〈弱い〉**.

②アバタセプトは,RCTと多くの観察研究で有用性は認めなかった **エビデンスの強さB〈中〉**.

③ベリムマブは,観察研究のみで有用性は認めなかった **エビデンスの強さD〈非常に弱い〉**.

④インフリキシマブは,RCTで有用性は認めなかった **C**.

⑤エタネルセプトはRCTと観察研究で,ともに有用性は認めなかった **C**.

いずれの生物学的製剤も有用性は確立しておらず，益と害のバランスは確実ではないと考えられる．さらに，生物学的製剤の使用に関しては，コストの増加，感染症の増加が問題となる．また現時点で，わが国においてシェーグレン症候群（Sjögren's syndrome：SS）に対して保険適用の生物学的製剤はない．

以上より，リツキシマブの投与は腺病変の改善目的に実施することを提案すると判断したが，アバタセプト，ベリムマブ，インフリキシマブ，エタネルセプトの投与はいずれも腺病変の改善目的に実施しないことを提案すると判断した．

SR レポートのまとめ

8 本の RCT[1~8]，1 本の準 RCT[9]，11 本の観察研究[10~20]を対象に SR を行った．

1. リツキシマブ（RTX）

2 本の RCT[1,2]でプラセボと比較して有意な唾液分泌の改善を認めた．

しかし 2 本の RCT[3,4]ではプラセボと比較し有意な唾液分泌の改善は認めなかった．そのうち 3 本の RCT[1,2,4]の 24 週時，2 本の RCT[1,2]の 48 週時評価のメタアナリシスではプラセボと比較し有意な唾液分泌の改善は認めなかった B．

1 本の観察研究[5]では経口疾患修飾性抗リウマチ薬（disease-modifying anti-rheumatic drug：DMARDs）投与群と比較し有意な唾液分泌の改善を認めた．

2 本の観察研究[6,7]ではベースラインからの有意な唾液分泌の改善は認めなかった D．

4 本の RCT[1~4]ではプラセボと比較して有意な涙液分泌の改善を認めなかった．そのうち 2 本の RCT[1,4]の 24 週時評価のメタアナリシスではプラセボと比較し有意な涙液分泌の改善は認めなかった B．

1 本の観察研究[5]では経口 DMARDs 投与群と比較し有意な涙液分泌の改善を認めた．

2 本の観察研究[6,7]ではベースラインからの有意な涙液分泌の改善は認めなかった D．

1 本の RCT[1]ではプラセボと比較して有意な乾燥症状の改善を認めた．

しかし他 2 本の RCT[2,4]のメタアナリシスではプラセボと比較し有意な乾燥症状の改善は認めなかった B．

1 本の観察研究[5]では経口 DMARDs 投与群と比較し有意な乾燥症状の改善を認めた．

4 本の観察研究[5~8]ではベースラインからの有意な乾燥症状の改善を認めた D．

2. アバタセプト（ABT）

2 本の RCT[9,10]のメタアナリシスでプラセボと比較し有意な唾液分泌の改善は認めなかった．1 本の準 RCT[11]でベースラインからの有意な唾液分泌の改善は認めなかった B．

2 本の観察研究[12,13]ではベースラインからの有意な唾液分泌の改善を認めたが，1 本の観察研究[14]ではベースラインからの有意な唾液分泌の改善は認めなかった D．

2 本の RCT[9,10]のメタアナリシスでプラセボと比較し有意な涙液分泌の改善は認めなかった．1 本の準 RCT[11]でベースラインからの有意な涙液分泌の改善は認めなかった B．

1 本の観察研究[12]ではベースラインからの有意な涙液分泌の改善を認めたが，2 本の観察研究[13,14]ではベースラインからの有意な涙液分泌の改善は認めなかった D．

2 本の RCT[9,10]でプラセボと比較し有意な乾燥症状の改善は認めなかった B．

1 本の観察研究[12]ではアバタセプトはベースラインからの有意な乾燥症状の改善を認めた D．

3. ベリムマブ（BLM）

2本の観察研究[15,16]ではベースラインからの有意な唾液分泌の改善は認めなかった D.

2本の観察研究[15,16]ではベースラインからの有意な涙液分泌の改善は認めなかった D.

2本の観察研究[15,16]ではベリムマブはベースラインからの有意な自覚症状の改善を認めた D.

4. インフリキシマブ（IFX）

1本のRCT[17]ではプラセボと比較し有意な唾液分泌の改善は認めなかった C.

1本のRCT[17]ではプラセボと比較し有意な涙液分泌の改善は認めなかった C.

1本のRCT[17]ではプラセボと比較し有意な乾燥症状の改善は認めなかった C.

5. エタネルセプト（ETN）

1本のRCT[18]でプラセボと比較し有意な唾液分泌の改善は認めなかった C.

1本の観察研究[19]ではベースラインからの有意な唾液分泌の改善は認めなかった D.

1本のRCT[18]ではプラセボと比較し有意な涙液分泌の改善は認めなかった C.

1本の観察研究[19]ではベースラインからの有意な涙液分泌の改善は認めなかった D.

1本のRCT[18]ではプラセボと比較し有意な乾燥症状の改善は認めなかった C.

以上の結果から，生物学的製剤のうちとくにリツキシマブは唾液腺機能，自覚症状を改善させる可能性があり，アバタセプト，インフリキシマブでも腺機能を改善させる例もあるが，エビデンスレベルは低く，RCTでは有効性が証明されておらずさらなる検討が必要である．

引用文献リスト

採用論文

1）Meijer JM, Meiners PM, Vissink A, et al.：Effectiveness of rituximab treatment in primary Sjögren's syndrome：a randomized, double-blind, placebo-controlled trial. Arthritis Rheumatism 2010；62：960-968.

2）Bowman SJ, Everett CC, O'Dwyer JL, et al.：Randomized Controlled Trial of Rituximab and Cost-Effectiveness Analysis in Treating Fatigue and Oral Dryness in Primary Sjögren's Syndrome. Arthritis Rheumatol 2017；69：1440-1450.

3）Dass S, Bowman SJ, Vital EM, et al.：Reduction of fatigue in Sjögren syndrome with rituximab：results of a randomised, double-blind, placebo-controlled pilot study. Ann Rheum Dis 2008；67：1541-1544.

4）Devauchelle-Pensec V, Mariette X, Jousse-Joulin S, et al.：Treatment of primary Sjögren syndrome with rituximab：a randomized trial. Ann Intern Med 2014；160：233-242.

5）Carubbi F, Cipriani P, Marrelli A, et al.：Efficacy and safety of rituximab treatment in early primary Sjögren's syndrome：a prospective, multi-center, follow-up study. Arthritis Res Ther 2013；15：R172.

6）Pijpe J, van Imhoff GW, Spijkervet FKL, et al.：Rituximab treatment in patients with primary Sjögren's syndrome：an open-label phase II study. Arthritis Rheum 2005；52：2740-2750.

7）St. Clair EW, Levesque MC, Prak ETL, et al.：Rituximab therapy for primary Sjögren's syndrome：an open-label clinical trial and mechanistic analysis. Arthritis Rheum 2013；65：1097-1106.

8）Chen M-H, Chen C-K, Chou H-P, et al.：Rituximab therapy in primary Sjögren's syndrome with interstitial lung disease：a retrospective cohort study. Clin Exp Rheumatol 2016；34：1077-1084.

9）van Nimwegen JF, Mossel E, van Zuiden GS, et al.：Abatacept treatment for patients with early active primary Sjögren's syndrome：a single-centre, randomised, double-blind, placebo-controlled, phase 3 trial（ASAP-III study）. Lancet rheumatol 2020；2：e153-e163.

10）Baer AN, Gottenberg J-E, St Clair EW, et al.：Efficacy and safety of abatacept in active primary Sjögren's syndrome：results of a phase III, randomised, placebo-controlled trial. Ann Rheum Dis 2021；80：339-348.

11）de Wolff L, van Nimwegen JF, Mossel E, et al.：Long-term abatacept treatment for 48 weeks in patients with primary Sjögren's syndrome：The open-label extension phase of the ASAP-III trial. Semin Arthritis Rheum 2022；53：151955.

12）Tsuboi H, Matsumoto I, Hagiwara S, et al.：Efficacy and safety of abatacept for patients with Sjögren's syndrome associated with rheumatoid arthritis：rheumatoid arthritis with orencia trial toward Sjögren's syndrome Endocrinopathy（ROSE）trial-an open-label, one-year, prospective study-Interim analysis of 32 patients for 24 weeks. Mod

Rheumatol 2015；25：187-193.

13）Machado AC, Dos Santos LC, Fidelix T, et al.：Effectiveness and safety of abatacept for the treatment of patients with primary Sjögren's syndrome. Clin Rheumatol 2020；39：243-248.

14）Meiners PM, Vissink A, Kroese FGM, et al.：Abatacept treatment reduces disease activity in early primary Sjögren's syndrome（open-label proof of concept ASAP study）. Ann Rheum Dis 2014；73：1393-1396.

15）Mariette X, Seror R, Quartuccio L, et al.：Efficacy and safety of belimumab in primary Sjögren's syndrome：results of the BELISS open-label phase II study. Ann Rheum Dis 2015；74：526-531.

16）De Vita S, Quartuccio L, Seror R, et al.：Efficacy and safety of belimumab given for 12 months in primary Sjögren's syndrome：the BELISS open-label phase II study. Rheumatology（Oxford）2015；54：2249-2256.

17）Mariette X, Ravaud P, Steinfeld S, et al.：Inefficacy of infliximab in primary Sjögren's syndrome：results of the randomized, controlled Trial of Remicade in Primary Sjögren's Syndrome（TRIPSS）. Arthritis Rheum 2004；50：1270-1276.

18）Sankar V, Brennan MT, Kok MR, et al.：Etanercept in Sjögren's syndrome：a twelve-week randomized, double-blind, placebo-controlled pilot clinical trial. Arthritis Rheum 2004；50：2240-2245.

19）Zandbelt MM, de Wilde P, van Damme P, et al.：Etanercept in the treatment of patients with primary Sjögren's syndrome：a pilot study. J Rheumatol 2004；31：96-101

20）Letaief H, Lukas C, Barnetche T, et al.：Efficacy and safety of biological DMARDs modulating B cells in primary Sjögren's syndrome：Systematic review and meta-analysis. Joint Bone Spine 2018；85：15-22.

CQ 33 生物学的製剤は腺外病変の改善に有用か

推奨提示

推奨文
①リツキシマブの投与は腺外病変の改善目的に実施しないことを提案する.
②アバタセプトの投与は腺外病変の改善目的に実施しないことを提案する.
③ベリムマブの投与は腺外病変の改善目的に実施することを提案する.
④インフリキシマブの投与は腺外病変の改善目的に実施しないことを提案する.

推奨の強さ
①弱い:「実施しない」ことを提案する
②弱い:「実施しない」ことを提案する
③弱い:「実施する」ことを提案する
④弱い:「実施しない」ことを提案する

エビデンスの強さ
①C(弱)
②B(中)
③D(非常に弱い)
④C(弱)

費用対効果の観点からの留意事項　評価未実施

推奨作成の経過

本CQの介入として,リツキシマブ(RTX),アバタセプト(ABT),ベリムマブ(BLM),TNF阻害薬,トシリズマブ(TCZ),アウトカムとして,ESSDAIの改善,ESSPRIの改善,肺病変の改善,腎病変の改善,血球減少の改善,高γグロブリン血症の改善,中枢神経障害の改善,末梢神経障害の改善,関節・皮膚・筋病変の改善,感染症の増加が挙げられていた.実際には,トシリズマブに関してはシステマティックレビュー(SR)の対象となる論文はなく,4種類の生物学的製剤(リツキシマブ,アバタセプト,ベリムマブ,インフリキシマブ〈IFX〉)の腺外病変に対する有用性のエビデンスを重視した.介入としてリツキシマブ,アバタセプト,ベリムマブ,インフリキシマブ,アウトカムとして自覚症状の改善,ESSPRIの改善,ESSDAIの改善,有害事象の増加,感染症の増加に関して,SRが行われた.

①リツキシマブは観察研究の一部で有効性の報告があるが,3本のRCTを含む多くの観察研究では有効性は認められず有用でないと判断した エビデンスの強さC〈弱い〉 .

②アバタセプトは1本の準RCTで有効性が認められたが,多くの観察研究や2本のRCTで有効性は示されず,RCTの結果を重視し,有用でないと判断した エビデンスの強さB〈中〉 .

③ベリムマブは観察研究で有用性が示されており,RCTでの検証は現時点ではないものの,有用な可能性があると判断した エビデンスの強さD〈非常に弱い〉 .

④インフリキシマブはRCTでは有用性は認められず,有用でないと判断した C .

ただし,いずれの生物学的製剤も有用性は確立しておらず,益と害のバランスは確実ではないと考

105

えられる．さらに，生物学的製剤の使用に関しては，コストの増加，感染症の増加が問題となる．またわが国で，シェーグレン症候群（Sjögren's syndrome：SS）に対して保険適用の生物学的製剤はない．

SR レポートのまとめ

7 本の RCT[2~4,10,12,13,20]，1 本の準 RCT[14]，12 本の観察研究[1,5~9,15~19]を対象に SR を行った．

1. リツキシマブ（RTX）

1 本の観察研究[1]で関節炎の改善を認めなかった D．

3 本の RCT[2~4]で感染症の記載を認めたが，メタアナリシスではプラセボと比較して感染症の発症に有意差は認めなかった B．

5 本の観察研究[5~9]で感染症の記載を認めた C．

2 本の RCT[3,4]のメタアナリシス[10]でプラセボと比較して ESSDAI の改善を認めなかった C．

4 本の観察研究[7~9,11]で ESSDAI の改善を認めた．1 つの観察研究[13]では改善を認めなかった C．

1 本の RCT[4]でプラセボと比較して ESSPRI の改善を認めなかった C．

1 本の観察研究[8]で ESSPRI の改善を認めた D．

1 本の観察研究[6]で中枢神経症状の改善を認めなかった D．

1 本の観察研究[8]で肺病変の改善を認めなかった D．

2. アバタセプト（ABT）

2 本の RCT[12,13]のメタアナリシスではプラセボと比較して関節炎の改善を認めなかったが，1 本の準 RCT[14]で関節炎の改善を認めた B．

2 本の RCT[12,13]で感染症の記載を認めたが，メタアナリシスではプラセボと比較して感染症の発症に有意差は認めなかった C．

1 本の観察研究[15]で感染症の記載を認めた D．

2 本の RCT[12,13]のメタアナリシスではプラセボと比較して ESSDAI の改善を認めず，1 本の準 RCT[14]で改善を認めた B．

2 本の観察研究[16,17]で ESSDAI の改善を認めた D．

2 本の RCT[12,13]のメタアナリシスではプラセボと比較して ESSPRI の改善を認めず，1 本の準 RCT[14]で改善を認めた B．

1 本の観察研究[16]で ESSPRI の改善を認めた D．

3. ベリムマブ（BLM）

2 本の観察研究[18,19]で感染症の記載を認めた D．

2 本の観察研究[18,19]で ESSDAI の改善を認めた D．

2 本の観察研究[18,19]で ESSPRI の改善を認めた D．

4. インフリキシマブ（IFX）

1 本の RCT[20]ではプラセボと比較し関節炎の改善は認めなかった C．

1 本の RCT[20]では感染症の記載を認めた C．

以上の結果から，生物学的製剤のうち one arm 試験の結果からは，アバタセプトは関節炎，ESSDAIおよび ESSPRI を，リツキシマブおよびベリムマブは ESSDAI，ESSPRI を改善させる可能性はあるが

エビデンスレベルは低く，アバタセプト，リツキシマブではよりエビデンスレベルの高い RCT の結果からプラセボとの差はなく有用性を示せなかった．感染症についてはインフリキシマブ，リツキシマブ，アバタセプト，ベリムマブいずれも感染症発症の記載はあるがエビデンスレベルは低く，リツキシマブ，アバタセプトにおいてはメタアナリシスにおいてプラセボと実薬群で感染症発症に有意差は認めなかった．

引用文献リスト

採用論文

1）St. Clair EW, Levesque MC, Prak ETL, et al.：Rituximab therapy for primary Sjögren's syndrome：an open-label clinical trial and mechanistic analysis. Arthritis Rheum 2013；65：1097-1106.

2）Meijer JM, Meiners PM, Vissink A, et al.：Effectiveness of rituximab treatment in primary Sjögren's syndrome：a randomized, double-blind, placebo-controlled trial. Arthritis Rheum 2010；62：960-968.

3）Devauchelle-Pensec V, Mariette X, Jousse-Joulin S, et al.：Treatment of primary Sjögren syndrome with rituximab：a randomized trial. Ann Intern Med 2014；160：233-242.

4）Bowman SJ, Everett CC, O'Dwyer JL, et al.：Randomized controlled trial of rituximab and cost-effectiveness analysis in treating fatigue and oral dryness in primary Sjögren's syndrome. Arthritis Rheumatol 2017；69：1440-1450.

5）Pijpe J, van Imhoff GW, Spijkervet FKL, et al.：Rituximab treatment in patients with primary Sjögren's syndrome：an open-label phase II study. Arthritis Rheum 2005；52：2740-2750.

6）Mekinian A, Ravaud P, Larroche C, et al.：Rituximab in central nervous system manifestations of patients with primary Sjögren's syndrome：results from the AIR registry. Clin Exp Rheumatol 2012；30：208-212.

7）Gottenberg J-E, Cinquetti G, Larroche C, et al.：Efficacy of rituximab in systemic manifestations of primary Sjögren's syndrome：results in 78 patients of the AutoImmune and Rituximab registry. Ann Rheum Dis 2013；72：1026-1031.

8）Chen M-H, Chen C-K, Chou H-P, et al.：Rituximab therapy in primary Sjögren's syndrome with interstitial lung disease：a retrospective cohort study. Clin Exp Rheumatol 2016；34：1077-1084.

9）Berardicurti O, Pavlych V, Di Cola I, et al.：Long-term Safety of Rituximab in Primary Sjögren Syndrome：The Experience of a Single Center. J Rheumatol 2022；49：171-175.

10）Letaief H, Lukas C, Barnetche T, et al.：Efficacy and safety of biological DMARDs modulating B cells in primary Sjögren's syndrome：Systematic review and meta-analysis. Joint Bone Spine 2018；85：15-22.

11）Carubbi F, Cipriani P, Marrelli A, et al.：Efficacy and safety of rituximab treatment in early primary Sjögren's syndrome：a prospective, multi-center, follow-up study. Arthritis Res Ther 2013；15：R172.

12）van Nimwegen JF, Mossel E, van Zuiden GS, et al.：Abatacept treatment for patients with early active primary Sjögren's syndrome：a single-centre, randomised, double-blind, placebo-controlled, phase 3 trial（ASAP-III study）. Lancet Rheumatol 2020；2：e153-e163.

13）Baer AN, Gottenberg J-E, St Clair EW, et al.：Efficacy and safety of abatacept in active primary Sjögren's syndrome：results of a phase III, randomised, placebo-controlled trial. Ann Rheum Dis 2021；80：339-348.

14）de Wolff L, van Nimwegen JF, Mossel E, et al.：Long-term abatacept treatment for 48 weeks in patients with primary Sjögren's syndrome：The open-label extension phase of the ASAP-III trial. Semin Arthritis Rheum 2022；53：151955.

15）Tsuboi H, Matsumoto I, Hagiwara S, et al.：Efficacy and safety of abatacept for patients with Sjögren's syndrome associated with rheumatoid arthritis：rheumatoid arthritis with orencia trial toward Sjögren's syndrome Endocrinopathy（ROSE）trial-an open-label, one-year, prospective study-Interim analysis of 32 patients for 24 weeks. Mod Rheumatol 2015；25：187-193.

16）Meiners PM, Vissink A, Kroese FGM, et al.：Abatacept treatment reduces disease activity in early primary Sjögren's syndrome（open-label proof of concept ASAP study）. Ann Rheum Dis 2014；73：1393-1396.

17）Machado AC, Dos Santos LC, Fidelix T, et al.：Effectiveness and safety of abatacept for the treatment of patients with primary Sjögren's syndrome. Clin Rheumatol 2020；39：243-248.

18）Mariette X, Seror R, Quartuccio L, et al.：Efficacy and safety of belimumab in primary Sjögren's syndrome：results of the BELISS open-label phase II study. Ann Rheum Dis 2015；74：526-531.

19）De Vita S, Quartuccio L, Seror R, et al.：Efficacy and safety of belimumab given for 12 months in primary Sjögren's syndrome：the BELISS open-label phase II study. Rheumatology（Oxford）2015；54：2249-2256.

20）Mariette X, Ravaud P, Steinfeld S, et al.：Inefficacy of infliximab in primary Sjögren's syndrome：results of the randomized, controlled Trial of Remicade in Primary Sjögren's Syndrome（TRIPSS）. Arhritis Rheum 2004；50：1270-1276.

コラム 7

今後期待される新規治療戦略は何か？

現時点では，シェーグレン症候群（Sjögren's syndrome：SS）の腺病変，腺外病変に対する有効性を第 III 相ランダム化比較試験（randomized controlled trial：RCT）で示すことのできた免疫抑制薬，生物学的製剤，分子標的低分子化合物はいまだ存在しない．一方で，唾液腺機能低下に対する唾液腺幹細胞を用いた再生医療（regenerative medicine）の可能性が報告され，さらに SS に対する生物学的製剤および分子標的低分子化合物の第 III 相試験が国内でも進行中である．

本コラムでは，唾液腺幹細胞を用いた唾液腺機能再生と，国内で実施中の生物学的製剤および分子標的低分子化合物の第 III 相試験の概要，第 II 相試験の結果を紹介し，今後期待される新規治療戦略について議論する．

1. 唾液腺幹細胞を用いた唾液腺機能再生

ヒト顎下腺から唾液腺幹細胞を分離し 12 日間培養すると，導管と腺房構造からなる唾液腺様構造（オルガノイド）が樹立できることが明らかにされた．さらに，唾液腺に放射線照射した免疫不全マウス（NOD/SCIDIL2Rg-/-：NSG）の顎下腺に，ヒト顎下腺由来唾液腺幹細胞を移植したところ，レシピエントマウス内で唾液腺様構造が形成され，対照群の放射線照射 NSG マウスと比較して，有意な唾液分泌の回復が認められた[1]．

2022 年 12 月，オランダの University Medical Center Groningen（UMCG）で，はじめてのヒトへの唾液腺由来幹細胞の移植が行われた．手術と放射線治療後の舌癌患者の手術で切除した唾液腺から唾液腺幹細胞を分離し，培養により唾液腺オルガノイドを樹立，オルガノイドの細胞が唾液腺に移植された．移植後，唾液分泌量の改善が得られるかどうか結果が期待されている[2]．

2. 国内で実施中の生物学的製剤および分子標的低分子化合物の第 III 相試験の概要，第 II 相試験の結果

2024 年 10 月時点で，ianalumab（抗 BAFF 受容体モノクローナル抗体），dazodalibep（non-antibody biological antagonist of CD40L），deucravacitinib（Tyk2 阻害薬）の第 III 相試験が国内で実施中である（Japan Registry of Clinical Trials：jRCT，臨床研究等提出・公開システム：https://jrct.niph.go.jp/）．

• ianalumab（抗 BAFF 受容体モノクローナル抗体）

活動性 SS 患者を対象に ianalumab の有効性および安全性を評価する多施設共同，二重盲検，ランダム化，プラセボ対照，3 群比較，第 III 相試験（NEPTUNUS-2）はすでに募集が終了した．現在は，SS 患者を対象に ianalumab の長期安全性および有効性を評価する二重盲検，ランダム化，2 群比較，NEPTUNUS 継続試験が実施中である．

190 例の一次性 SS を対象とした第 II 相の RCT では，ianalumab 群の 24 週でのベースラインと比較した ESSDAI の変化（placebo-subtracted）は有意な用量依存性（5 mg，50 mg，300 mg）が認められ，ianalumab 300 mg 群の 24 週での ESSDAI responder（3 点以上低下）の割合は，プラセボ群と比較して有意に高かった．さらに ianalumab 300 mg 群の 24 週でのベースラインと比較した刺激唾液分泌量（mean placebo adjusted difference，least-squares mean）は有意な改善を認めた[3]．第 III 相試験（NEPTUNUS-2）では，ianalumab 300 mg を月 1 回または 3 か月ごとに皮下投与したときの有効性，安全性がプラセボと比較された．

・dazodalibep（non-antibody biological antagonist of CD40L）

　症状状態が中等度から重度の SS 患者を対象に dazodalibep の有効性および安全性を評価する第Ⅲ相無作為化，二重盲検，プラセボ対照試験と，全身の疾患活動性が中等度から重度の SS 患者を対象に dazodalibep の有効性および安全性を評価する第Ⅲ相無作為化，二重盲検，プラセボ対照試験の 2 試験が実施中である．

　ESSDAI 5 点以上の全身の疾患活動性が，中等度から重度の SS 患者を「Population 1」，ESSPRI 5 点以上の許容できない症状を有し，残存刺激唾液分泌量が 0.1 mL/分以上，かつ ESSDAI 5 点未満の SS 患者を「Population 2」とした，dazodalibep の第Ⅱ相の RCT の結果が発表された[4]．ベースラインから 169 日後において，dazodalibep はプラセボと比較して，有意に ESSDAI（Pupulation 1），ESSPRI（Pupualtion 2）を改善させた．169 日後以降の dazodalibep からプラセボへの切り替え後，ESSDAI は再上昇傾向となったが（Population 1），ESSPRI の改善は維持された（Populaton 2）[4]．Population 1，2 ともに，ベースラインから 169 日後において，dazodalibep はプラセボと比較して，刺激唾液分泌量を増加させたが，統計学的に有意な群間差は得られなかった[4]．

・deucravacitinib（Tyk2 阻害薬）

　活動性 SS 成人患者を対象とした deucravacitinib の有効性および安全性を評価する第Ⅲ相ランダム化二重盲検プラセボ対照試験（POETYK SjS-1）が実施中である．

　deucravacitinib は，わが国で 2022 年 11 月に既存治療で効果不十分な尋常性乾癬，膿疱性乾癬および乾癬性紅皮症に対して上市された．SS に対する deucravacitinib の第Ⅱ相の RCT は実施されていないが，全身性エリテマトーデス（systemic lupus erythematosus：SLE）に対する有効性と安全性が第Ⅱ相の RCT で示された[5]．

📖 文献

1) Pringle S, Maimets M, van der Zwaag M, et al.：Human Salivary gland stem cells functionally restore radiation damaged salivary glands. Stem Cells 2016；34：640-652.
2) University of Groningen：UMCG treats first cancer patient with stem cells from own salivary gland. December 21, 2022. https://umcgresearch.org/w/umcg-treats-first-cancer-patient-with-stem-cells-from-own-salivary-gland.〔2025 年 1 月 30 日アクセス〕
3) Bowman SJ, Fox R, Dörner T, et al.：Safety and efficacy of subcutaneous ianalumab（VAY736）in patients with primary Sjögren's syndrome：a randomised, double-blind, placebo- controlled, phase 2b dose-finding trial. Lancet 2022；399：161-171.
4) St Clair EW, Baer AN, Ng WF, et al.：CD40 ligand antagonist dazodalibep in Sjögren's disease：a randomized, double-blinded, placebo-controlled, phase 2 trial. Nat Med 2024；30：1583-1592.
5) Morand E, Pike M, Merrill JT, et al.：Deucravacitinib, a tyrosine kinase 2 inhibitor, in systemic Lupus erythematosus：a phase II, randomized, double-blind, placebo-controlled trial. Arthritis Rheumatol. 2023；75：253-265.

（坪井洋人）

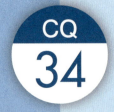

グルココルチコイドの全身投与は小児患者の腺病変・腺外病変の改善に有用か

推奨提示

推奨文
①グルココルチコイドの全身投与は小児患者の慢性の腺病変の改善目的に実施しないことを提案する．
②グルココルチコイドの全身投与は小児患者の腺外病変の改善目的に実施することを提案する．

推奨の強さ　①弱い：「実施しない」ことを提案する
　　　　　　　②弱い：「実施する」ことを提案する

エビデンスの強さ　①D（非常に弱い）
　　　　　　　　　　②D（非常に弱い）

費用対効果の観点からの留意事項　評価未実施

推奨作成の経過

　グルココルチコイド（GC）は強力な抗炎症薬であるが，全身投与は様々な副作用を生じる．特に小児患者においては，成長抑制や骨粗鬆症が問題となるため，その使用は慎重を要する．シェーグレン症候群（Sjögren's syndrome：SS）の臓器障害として，腺症状と腺外症状とは，治療は分けて考えるべきであり，本CQでもそれぞれに対してシステマティックレビュー（SR）が行われた．

　本CQのアウトカムは，腺症状として唾液腺組織所見の改善，耳下腺腫脹の改善，乾燥自覚症状の改善，涙液量の増加，唾液分泌量増加，腺外症状として無菌性髄膜炎，脊髄炎，尿細管性アシドーシス，環状紅斑，紫斑（血管炎），血球減少，肺高血圧，全身症状（発熱，倦怠感）の改善，有害事象が挙げられた．

　腺病変に関しては，2017年度版で採用された1本のコホート研究に5例の症例集積を加えて，SRが行われた．コホート研究では，無治療に比較してGC投与による唾液腺組織所見悪化（リンパ球浸潤，線維化）の頻度が1/3に低下したが有意水準に達しなかった エビデンスの強さD〈非常に弱い〉．5例の症例集積で3例で耳下腺腫脹の改善がみられ，1例は細菌感染の有害事象があった D．乾燥自覚，涙液量，唾液分泌量に関するコホート研究や症例集積は見つからず，症例報告のみであった．

　腺外病変に関しては，2017年度版で採用された5本に18本の論文を加えてSRが行われた．1本のコホート研究でGCが腺外症状を伴う小児SS患者の約60％に使用されていた．無菌性髄膜炎，脊髄炎，尿細管性アシドーシス，環状紅斑，紫斑（血管炎），血球減少，肺高血圧，全身症状（発熱，倦怠感）について症例集積を対象にSRを行った．GC投与で症状の安定や軽快する報告が多かったが，再発・無効例で免疫抑制剤が使用されている．出版バイアスも考慮すると，腺外症状に対するGCの有効性は限定的と考えられた D．

　プレドニゾロン投与により耳下腺の細菌感染をきたした症例やメチルプレドニゾロンパルス療法後に一過性に紫斑が増悪した症例報告があるが，コホート研究および症例集積において明らかな有害事

象の報告はなかった．しかし，GC による成長抑制，骨粗鬆症などの副作用が懸念される D．

　以上から，小児 SS の腺症状に対しては，GC は急性症状である耳下腺腫脹への効果は期待できるが，慢性の腺病変の改善効果は明らかでなく，長期使用による成長障害などの有害事象を考慮して，「実施しないことを提案」とした．腺外症状については，効果は限定的ではあるものの脊髄炎や腎・肺など障害臓器の重要性から「実施することを提案」とした．

　GC による満月様顔貌，長期使用による成長障害や皮膚線条，骨粗鬆症による脊椎圧迫骨折は，患者・保護者の QOL に大きな影響を与える．SS に対するより適切な GC の使用方法が今後の課題となる．

SR レポートのまとめ

　腺症状の改善について，1 本のコホート研究[1]と，5 本の症例集積/症例報告を対象に SR を行った[2~6]．1 本のコホート研究[1]で無治療に比較して GC 投与による唾液腺組織所見悪化（リンパ球浸潤，線維化）の頻度が 1/3 に低下したが有意水準に達しなかった D．5 例の症例集積で 3 例で耳下腺腫脹の改善がみられ，1 例は細菌感染の有害事象があった[2~6] D．乾燥自覚，涙液量，唾液分泌量に関するコホート研究や症例集積は見つからず，症例報告のみであった．

　腺外症状については，1 本のコホート研究で GC が腺外症状を伴う小児 SS 患者の約 60% に使用されていた．無菌性髄膜炎，脊髄炎，尿細管性アシドーシス，環状紅斑，紫斑（血管炎），血球減少，肺高血圧，全身症状（発熱，倦怠感）について症例集積を対象に SR を行った[2,4,5,7~25]．GC 投与で症状の安定や軽快する報告が多かったが，再発・無効例で免疫抑制剤が使用されている．出版バイアスも考慮すると腺外症状に対する GC の有効性は限定的と考える D．

　プレドニゾロン投与により耳下腺の細菌感染をきたした症例やメチルプレドニンパルス療法後に一過性に紫斑が増悪した症例報告があるが，コホート研究および症例集積において明らかな有害事象の報告はない．しかし GC による成長抑制，骨粗鬆症などの副作用が懸念される[18] D．

引用文献リスト

採用論文

1) 岩田直美，宮前多佳子，菊地雅子ほか：小児シェーグレン症候群における小唾液腺組織の経時的変化を観察しえた 8 例の経験．日臨免疫会誌 2009；32：195-200.
2) Singer NG, Tomanova-Soltys I, Lowe R. Sjögren's syndrome in childhood. Curr Rheumatol Rep 2008；10：147-55.
3) 岩尾　篤，杉山謙二：反復する耳下腺腫脹を契機に発見された Sjögren 症候群の 1 例．小児臨 2004；67：1351-1354.
4) 根路銘安仁，今中啓之，前野伸昭ほか：著明な紫斑を繰り返す原発性シェーグレン症候群の 1 女児例．リウマチ 2001；41：864-868.
5) 平木崇正，野村　滋，神田祥一郎ほか：IgA 血管炎ならびに反復性耳下腺炎で 5 年間経過観察された一次性 Sjogren 症候群の 13 歳女児例．小児臨 2019；72：1661-1665.
6) 紀　優子，峯　尚志，山﨑武俊：シェーグレン症候群の反復性耳下腺炎に黄耆建中湯が奏功した 4 歳女児例．日小児東洋医会誌 2017；30：66-69.
7) 鹿野高明：無菌性髄膜炎と血球貪食症候群様所見を呈した小児 Sjögren 症候群の 2 例．日小児血液会誌 2002；16：21-26.
8) Hoshina T, Yamaguchi Y, Ohga S, et al.：Sjögren's syndrome-associated meningoencephalomyelitis：cerebrospinal fluid cytokine levels and therapeutic utility of tacrolimus. J Neurol Sci 2008；267：182-186.
9) Ohtsuka T, Saito Y, Hasegawa M, et al.：Central nervous system disease in a child with primary Sjögren syndrome. J Pediatr 1995；127：961-963.
10) Kornitzer JM, Kimura Y, Janow GL. Primary Sjögren Syndrome in a Child with a Neuromyelitis Optica Spectrum Disorder. J Rheumatol 2016；43：1260-1261.
11) 西井悠美，小橋孝介，森雅人ほか：Sjoegren 症候群に合併した視神経脊髄炎関連疾患の 1 例．小児科診療 2020；83：826-830.
12) Bogdanović R, Basta-Jovanović G, Putni J, et al.：Renal involvement in primary Sjögren syndrome of childhood：

case report and literature review. Mod Rheumatol 2013；23：182-189.

13) Agarwal A, Kumar P, Gupta N：Pediatric Sjogren syndrome with distal renal tubular acidosis and autoimmune hypothyroidism：an uncommon association. CEN Case Rep 2015；4：200-205.

14) Pessler F, Emery H, Dai L, et al.：The spectrum of renal tubular acidosis in paediatric Sjögren syndrome. Rheumatology（Oxford）2006；45：85-91.

15) 松下香子，東田耕輔，澤登恵美ほか：尿細管間質性腎炎による急性腎不全で発症した Sjögren 症候群の 1 例．日小児会誌 2009；113：1856-1860.

16) 出来沙織，大森教雄，寺野千香子ほか：後天性 Gitelman 症候群による代謝性アルカローシスを合併した Sjogren 症候群の女子例．日小児体液研会誌 2019；11：13-17.

17) Katayama I, Kotobuki Y, Kiyohara E, et al.：Annular erythema associated with Sjögren's syndrome：review of the literature on the management and clinical analysis of skin lesions. Mod Rheumatol 2010；20：123-129.

18) 関口明子，井上千鶴，永井弥生：小児 Sjögren 症候群の 1 例．皮膚臨床 2012；54：1383-1386.

19) Zhang X, Zeng X. Severe pulmonary hypertension in pediatric primary Sjögren syndrome：a case report. J Clin Rheumatol 2007；13：276-277.

20) Nakahara E, Yagasaki H, Shimozawa K, et al.：Severe Thrombocytopenia as Initial Signs of Primary Sjögren Syndrome in a 9-Year-Old Female. Pediatr Blood Cancer 2016；63：1312-1313.

21) Ueki M, Kobayashi I, Tozawa Y, et al.：Anasarca as the initial symptom in a Japanese girl with Sjöegren's syndrome. Mod Rheumatol Case Rep 2017；1：104-107.

22) 大島由季代，勝俣量平，瀬川佳帆子ほか：術前検査の高蛋白血症から診断に至ったシェーグレン症候群の一例．KKR 札幌医療セ医誌 2017；14：77-82.

23) 水落　清，宮前多佳子，柳下友映ほか：齲歯多発に口腔内細菌の関連を認めた原発性 Sjoegren 症候群の 1 例．小児リウマチ 2017；8：18-21.

24) 加納友環，吉松　豊，柳田英彦ほか：紅斑と無菌性髄膜炎を反復した Sjogren 症候群の 5 歳女児例．小児科臨床 2015；68：2070-2076.

25) 古本哲朗，高橋一平，品原久美ほか：非特異的症状で発症した，濃厚な家族歴が疑われるシェーグレン症候群の一例．高知赤十字病医誌 2020；25：45-47.

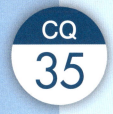

免疫抑制薬は小児患者の腺病変・腺外病変の改善に有用か

推奨提示

推奨文
①免疫抑制薬の投与は，小児患者の腺病変の改善目的に実施しないことを提案する．
②免疫抑制薬の投与は，小児患者の腺外病変の重症例や，再燃を繰り返す，あるいはグルココルチコイドの減量が困難な難治例に対して実施することを提案する．

推奨の強さ　①弱い：「実施しない」ことを提案する
　　　　　　　②弱い：「実施する」ことを提案する

エビデンスの強さ　①D（非常に弱い）
　　　　　　　　　　②D（非常に弱い）

費用対効果の観点からの留意事項　評価未実施

推奨作成の経過

　小児シェーグレン症候群（Sjögren's syndrome：SS）の治療には決まったプロトコルはなく，成人の治療を参考に主治医が手探りで治療を行っているのが現状である．しかし，成長発達過程にある小児では，薬の代謝や副作用が成人とは同一ではないため，小児患者における薬剤の適切な使用方法を考える必要がある．

　本CQのアウトカムは，腺症状への治療として唾液腺組織の炎症の進行抑制，唾液分泌量の改善，涙液分泌量の改善，乾燥自覚症状の改善，腺外病変への治療として尿細管性アシドーシス，腎炎，脳脊髄炎，紫斑など腺外臓器障害の改善，浮腫，発熱，倦怠感，関節症状の改善，有害事象である．

　2017年度版に4本の症例報告が追加され，1本のコホート研究と4つの症例集積，6本の症例報告に対して，システマティックレビュー（SR）が行われた．

　腺病変に対しては，1本のコホート研究において，グルココルチコイド（GC）投与群とGC＋免疫抑制薬治療群の比較では，口唇小唾液腺組織の進行抑制（リンパ球浸潤と線維化で評価）効果は同等であった．また1本の症例報告では，GC＋ミゾリビンで耳下腺腫脹と口腔乾燥の改善を認めた **エビデンスの強さD〈非常に弱い〉**．

　1本の症例集積において，ヒドロキシクロロキンによる過敏反応（皮疹）が6例中1例（16.7％）に出現した **D**．

　腺外病変に対しては，症例集積では尿細管性アシドーシス，腎炎，脳脊髄炎，紫斑などの改善率をGC投与群とGC＋免疫抑制薬投与群で比較した．GC＋免疫抑制薬併用群の臨床症状改善率はGC投与群よりも低く，免疫抑制薬併用効果を認めなかった．一方でGC＋免疫抑制薬で治療している症例報告では，急性尿細管間質性腎炎に対してGC＋アザチオプリンで改善した例，肺高血圧症に対してGC＋シクロホスファミドで改善した例，全身浮腫，高炎症，血球減少に対してGC＋シクロホスファミド6クール，その後アザチオプリン併用で改善を認めた例，発熱，倦怠感，関節痛に対してGC＋

アザチオプリンで奏効した例を認めた．GC＋ミゾリビンで顔面紅斑に奏効したが再燃を認めた例があった D ．以上から，GC と免疫抑制薬の併用効果を判断することは困難であるが，急性尿細管間質性腎炎に対して GC 漸減で再燃を繰り返す症例にミコフェノール酸モフェチルを併用し奏効した症例があり，免疫抑制薬の腺外病変への有効性はさらなる検討が必要である D ．

腺症状に対しては現時点では免疫抑制薬の有用性は明らかではなく，長期投与の副作用を鑑みて実施しないことを提案する．一方，GC の小児における有害事象（成長抑制，骨粗鬆症など）を考えると，腺外病変の重症例や GC 減量困難例では免疫抑制薬の併用は必要と考えられる．病態を勘案し，慎重に投与することを提案する．また，いずれの免疫抑制薬も SS に対する保険適用はない．

免疫抑制薬には，GC にみられる成長障害や皮膚線条という小児期患者の最も嫌がるコスメティックな有害事象は認められない．長期経過で進行する腺障害に対して，腺障害の程度の軽い小児期に免疫抑制薬をどのように使うかが今後の大きな課題である．

SR レポートのまとめ

1 本のコホート研究[1]と，4 本の症例集積[2〜5]，6 本の症例報告[6〜11]を対象に SR を行った．1 本のコホート研究[1]において，GC 投与群と GC ＋免疫抑制薬治療群の比較では，口唇小唾液腺組織の進行抑制（リンパ球浸潤と線維化で評価）効果は同等であった．また 1 本の症例報告[6]では，GC ＋ミゾリビンで耳下腺腫脹と口腔乾燥の改善を認め，顔面紅斑に関しても奏効したが再燃を認めた D ．

症例集積[2〜5]では，尿細管性アシドーシス，腎炎，脳脊髄炎，紫斑などの改善率を GC 投与群と GC ＋免疫抑制薬投与群で比較した．GC ＋免疫抑制薬併用群の臨床症状改善率は GC 投与群よりも低く，免疫抑制薬併用効果を認めなかった．一方で GC ＋免疫抑制薬で治療している症例報告では，急性尿細管間質性腎炎に対して GC ＋アザチオプリンで改善した例[7]，肺高血圧症に対して GC ＋シクロホスファミドで改善した例[8]，全身浮腫，高炎症，血球減少に対して GC ＋シクロホスファミド 6 クール，その後アザチオプリン併用で改善を認めた報告[9]，発熱，倦怠感，関節痛に対して GC ＋アザチオプリンで奏効した報告[10]を認めた．

これらの報告は GC と免疫抑制薬を併用しており，併用効果を判断することは困難であるが，急性尿細管間質性腎炎に対して GC 漸減で再燃を繰り返す症例にミコフェノール酸モフェチルを併用し奏効した症例[11]があり，免疫抑制薬の腺外病変の有効性はさらなる検討が必要である D ．

1 本の症例集積[4]において，ヒドロキシクロロキンによる過敏反応（皮疹）が 6 例中 1 例（16.7%）に出現した D ．

引用文献リスト

採用論文

1) 岩田直美，宮前多佳子，菊地雅子ほか：小児シェーグレン症候群における小唾液腺組織の経時的変化を観察しえた 8 例の経験．日臨免疫会誌 2009；32：195-200．
2) Bogdanović R, Basta-Jovanović G, Putnik J, et al.：Renal involvement in primary Sjögren syndrome of childhood：case report and literature review. Mod Rheumatol 2013；23：182-189．
3) Hoshina T, Yamaguchi Y, Ohga S, et al.：Sjögren's syndrome-associated meningoencephalomyelitis：cerebrospinal fluid cytokine levels and therapeutic utility of tacrolimus. J Neurol Sci 2008；267：182-186．
4) Singer NG, Tomanova-Soltys I, Lowe R：Sjögren's syndrome in childhood. Curr Rheumatol Rep 2008；10：147-155．
5) Kobayashi I, Furuta H, Tame A, et al.：Complications of childhood Sjögren syndrome. Eur J Pediatr 1996；155：890-894．
6) 高橋明日香，落合豊子，稲毛康司ほか：頬部の環状紅斑を契機として診断し得た小児の Sjoegren 症候群．＜特集：膠原病＞．皮膚臨床 2016；58：219-222．
7) 松下香子，東田耕輔，澤登恵美ほか：尿細管間質性腎炎による急性腎不全で発症した Sjögren 症候群の 1

例．日小児会誌 2009；113：1856-1860.

8）Zhang X, Zeng X：Severe pulmonary hypertension in pediatric primary Sjögren syndrome：a case report. J Clin Rheumatol 2007；13：276-277.

9）Ueki M, Kobayashi I, Tozawa Y, et al.：Anasarca as the initial symptom in a Japanese girl with Sjoegren's syndrome. Mod Rheumatol Case Rep 2017；1：104-107.

10）水落　清，宮前多佳子，柳下友映ほか：齲歯多発に口腔内細菌の関連を認めた原発性 Sjögren 症候群の 1 例．小児リウマチ 2017；8：18-21.

11）出来沙織，大森教雄，寺野千香子ほか：後天性 Gitelman 症候群による代謝性アルカローシスを合併した Sjoegren 症候群の女子例．日小児体液研会誌 2019；11：13-17.

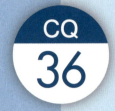

CQ 36 生物学的製剤は小児患者の腺病変・腺外病変の改善に有用か

推奨提示

推奨文
- 生物学的製剤の投与は，小児患者のうちグルココルチコイドと免疫抑制薬の併用療法でも改善困難な重症例や，再燃を繰り返す，あるいはグルココルチコイドの減量が困難な難治例に対して，益と害を考慮したうえで実施することを提案する．

推奨の強さ 弱い：「実施する」ことを提案する
エビデンスの強さ D（非常に弱い）
費用対効果の観点からの留意事項 評価未実施

推奨作成の経過

　小児患者では，グルココルチコイド（GC）の長期使用に伴う成長抑制や骨粗鬆症が問題となるため，GCの減量効果を期待して，生物学的製剤の有用性を明らかにすることは，重要な臨床課題である．

　本CQに関しては，文献検索ではRCT，コホート研究，症例集積は抽出されず，症例報告が2本のみであった．1本は11歳女児のシェーグレン症候群（Sjögren's syndrome：SS）に対してインフリキシマブ（IFX）とエタネルセプト（ETN）を使用し，関節炎に効果を認めたが，関節炎以外の症状には効果がなかった例であり，もう1本は13歳女児のSSに認めた肺MALTリンパ腫にリツキシマブを使用し，病変の縮小を認めたものであった **エビデンスの強さD〈非常に弱い〉**．

　システマティックレビュー（SR）では，小児患者の腺病変・腺外病変に対する生物学的製剤の有用性を検証することはできなかった．一方，若年性特発性関節炎や全身性エリテマトーデス（SLE），若年性皮膚筋炎などで小児患者への生物学的製剤の実臨床での使用は増加しており，小児SS患者でも難治例には使用を考慮してもよいと考えられる．難治例，重症例には病態に合わせて生物学的製剤を使用することで，GCの減量効果も期待される．しかしながら，わが国で小児SSに対して保険適用のある生物学的製剤はない．

　以上より，生物学的製剤の投与は，小児患者のうちGCと免疫抑制薬の併用療法でも改善困難な重症例や，再燃を繰り返す，あるいはGCの減量が困難な難治例に対して，益と害を考慮したうえで実施することを提案するとした．

SRレポートのまとめ

　小児SSの腺病変・腺外病変に対する生物学的製剤の有用性を調査した．RCT，コホート研究，症例集積は検索した限りで見つからなかった．

　症例報告は2本あり，1本は11歳女児のSSに対してインフリキシマブとエタネルセプトを使用し，

関節炎に効果を認めたが，関節炎以外の症状には効果がなかった例であり[1]，もう 1 本は 13 歳女児の SS に認めた肺 MALT リンパ腫にリツキシマブを使用し，病変の縮小を認めたものであった[2] D ．

引用文献リスト

採用論文

1）Passler F, Monash B, Rettig P, et al.：Sjögren syndrome in a child：favorable response of the arthritis to TNFalpha blockade. Clin Rheumatol 2006；25：746-748.
2）植月元一，西庄佐恵，岡田　仁ほか：小児原発性 Sjoegren's 症候群に合併した肺粘膜関連リンパ組織リンパ腫．日小児会誌 2019；123：1523-1529.

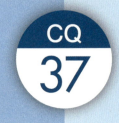

漢方薬，ムスカリンレセプター刺激薬，気道粘液潤滑薬は，小児患者の腺病変・腺外病変の改善に有用か

推奨提示

推奨文
①ムスカリンレセプター刺激薬の投与は，小児患者の腺病変の改善目的に実施することを提案する．
②漢方薬の投与は小児患者の腺病変の改善目的に実施することを提案する．

推奨の強さ　①弱い：「実施する」ことを提案する
　　　　　　　②弱い：「実施する」ことを提案する

エビデンスの強さ　①D（非常に弱い）
　　　　　　　　　　②D（非常に弱い）

費用対効果の観点からの留意事項　評価未実施

推奨作成の経過

　漢方薬，ムスカリンレセプター刺激薬，気道粘液潤滑薬の小児患者の腺外病変・腺病変に対する有用性を明らかにすることは，グルココルチコイド（GC）の使用を減らす観点から，重要な臨床課題と考えられる．

　文献検索では，ピロカルピンの小児患者の唾液腺障害に対する有用性に関して，1本のコホート研究と1本の症例報告が抽出された．これらの報告では，ピロカルピンにより他覚的所見，自覚症状とも改善を認めていた．漢方薬の小児患者の唾液腺障害に対する有用性に関しては1本の症例報告のみが抽出され，反復性耳下腺炎に黄耆建中湯（おうぎけんちゅうとう）が有効であった　**エビデンスの強さD〈非常に弱い〉**．漢方薬，ムスカリンレセプター刺激薬，気道粘液潤滑薬の小児患者の腺外病変に対する有用性を検討した報告は抽出されなかった．

　小児は唾液分泌量が低下していても自覚症状に乏しい場合があるため，客観的指標（唾液分泌量低下）で使用を考えてもよいと考えられる．ムスカリンレセプター刺激薬に関してRCTはなく，コホート研究と症例報告のみであったが，腺病変に対する有用性が示されており，小児患者の腺病変の改善目的に実施することを提案するとした．漢方薬は1例報告のみであるが，腺病変に対する有用性が示され，さらに副作用が少ないことが期待されるため，小児患者の腺病変の改善目的に実施することを提案するとした．気道粘液潤滑薬は報告がないため推奨文には記載しないが，小児の日常診療で使用されており，安全性が高いことから腺病変に対して試みてもよいと考えられる．いずれの薬剤も小児のシェーグレン症候群（Sjögren's syndrome：SS）には保険適用がないため，使用する場合には患者・家族への説明が必要である．

SRレポートのまとめ

　1本のコホート研究[1]と症例報告2本[2,3]を対象にSRを行った．ピロカルピン投与後に6例全例にお

いて乾燥自覚が軽度改善以上となった D ．サクソンテストを測定した 5 例では唾液分泌量はピロカ
ルピン投与後に有意に増加した D ．有害事象は 1 例に発汗過多を認めたが，重篤な副作用は認めな
かった．症例報告では，ピロカルピン投与あるいは漢方薬の黄耆建中湯が反復性耳下腺炎の再発を抑
制した D ．

引用文献リスト

採用論文

1）Tomiita M, Takei S, Kuwada N, et al.：Efficacy and safety of orally administered pilocarpine hydrochloride for patients with juvenile-onset Sjögren's syndrome. Mod Rheumatol 2020；20：486-490.
2）紀　優子，峯　尚志，山﨑武俊：シェーグレン症候群の反復性耳下腺炎に黄耆建中湯が奏功した 4 歳女児例．日小児東洋医会誌 2017；30：66-69.
3）de Souza TR, Silva IHM, Carvalho AT, et al. Juvenile Sjögren syndrome：distinctive age, unique findings. Pediatr dent 2012；34：427-430.

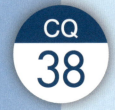

女性患者の妊娠出産管理における留意点は何か

推奨提示

推奨文
- 抗SS-A/Ro抗体陽性例では，胎児心ブロックの発症に留意が必要だが，スクリーニング検査，予防治療，胎児心ブロック発症後の治療は確立されておらず，内科・産科・小児科が連携したうえでの厳重な管理を実施することを推奨する．

推奨の強さ　強い：「実施する」ことを推奨する
エビデンスの強さ　D（非常に弱い）
費用対効果の観点からの留意事項　評価未実施

推奨作成の経過

　シェーグレン症候群（Sjögren's syndrome：SS）の患者で保有率の高い抗SS-A/Ro抗体は，妊娠時に胎盤を介して胎児に移行し新生児ループスを引き起こすことがあるため，女性SS患者において妊娠出産管理は重要な臨床課題である．

　本CQのアウトカムとして，先天性心ブロックの発症，新生児ループスの発症，流産・早産・子宮内胎児発育遅延の増加，妊娠中・出産後の腺外病変の悪化，妊娠中・出産後の他の膠原病の悪化，薬剤の胎児への影響が挙げられたが，先天性心ブロックのスクリーニング検査，発症予防および発症後の治療と胎児への影響を重視した．そのうえで，2017年版ガイドラインと同様に，抗SS-A/Ro抗体陽性母体の心ブロックを発症した胎児に対してグルココルチコイド（GC）投与を行うと胎児心ブロックの治療効果があるか，妊娠中の抗SS-A/Ro抗体陽性母体に対してGC，免疫グロブリン大量療法，ヒドロキシクロロキンを投与すると胎児心ブロックを予防できるか，抗SS-A/Ro抗体陽性母体に対して，胎児心電図，胎児心エコー検査が胎児心ブロックの診断に有用か，の3点に関してシステマティックレビュー（SR）が行われた．

　SRでは2017年版ガイドラインで採用された論文に3つの論文を追加し，合計18論文を対象とした．SRの結果，既に胎児心ブロックを発症した抗SS-A/Ro抗体陽性母体に対する治療，抗SS-A/Ro抗体陽性母体に対する予防的治療のいずれにおいても明確なエビデンスは存在しなかった．また，胎児心ブロックのスクリーニングに関しても，対照群の設定されたコホート研究において一定の結論は得られなかった．いずれも観察研究であり，エビデンスの総括は エビデンスの強さD（非常に弱い） であった．

　以上より，抗SS-A/Ro抗体陽性母体に対する胎児心ブロックのスクリーニング検査，予防治療，発症後の治療はいずれも未確立ではあるが，内科・産科・小児科の連携による厳重な管理は現実的かつ最も有効な対応と判断した．

　内科・産科・小児科が連携したうえでの厳重な管理に対する患者（家族）の意向のばらつきは少ないと考えられる．しかし，一般の産科では，SSを専門とする内科（膠原病内科，リウマチ内科）およ

び小児科との密接な連携が困難なことも多く，大学病院や周産期医療センターなどの施設に限定される可能性がある．また，通常の妊婦健診より頻回の受診，高度な検査を必要とするため，負担および費用の増加は確実であり，本推奨における課題である．

SR レポートのまとめ

女性患者の妊娠出産管理における留意点は何かとの CQ に関して，前回のガイドラインと同様に治療，予防，診断に関する以下の 3 つの臨床的疑問に分類して改めて文献検索を行った．以下に 3 つの臨床的疑問に対する SR の結果を示す．

1. 抗 SS-A/Ro 抗体陽性母体の心ブロックを発症した胎児に対してグルココルチコイド投与を行うと胎児心ブロックの治療効果があるか

前回のガイドラインで採用された論文[1~3]に加え 2 本の論文[4,5]を追加した．5 本の観察研究が抽出され，アウトカムの設定は 2 本の観察研究で胎児死亡[1,4]，うち 1 本の研究で胎児死亡あるいは 1 年後生存[1]，ほか 1 本の観察研究で胎児死亡あるいは心移植[3]と設定されていた．GC の投与期間，製剤選択，投与量については統一されておらず，また対象となる抗 SS-A/Ro 抗体陽性母の背景疾患を SS に限定した研究は認められなかった D．なお，いずれの研究においても治療の有効性は示されなかった D．副作用についての言及はほとんどみられず，2 本の観察研究においてそれぞれデキサメサゾン投与群で 4 割に発育不良[2]，ベタメサゾン投与群の 3 割で発育不良[5]がみられたとの記載に留まっていた D．

2. 妊娠中の抗 SS-A/Ro 抗体陽性母体に対してグルココルチコイド，IVIG，ヒドロキシクロロキンを投与すると胎児心ブロックを予防できるか

前回のガイドラインで採用された論文[6~11]に加え 1 本の論文[12]を追加したが，追加で有用なデータは得られず，前回と同様にヒドロキシクロロキンに関する 1 本のコホート研究[6]においてのみ有効性が示された D．副作用に関してはほとんど言及されておらず，免疫グロブリン静注療法（intravenous immunoglobulin：IVIG）に関する 1 本のコホート研究[6]で，3/15 例で頭痛，紅潮，血圧低下と記載されているのみであった D．

3. 抗 SS-A/Ro 抗体陽性母体に対して，胎児心電図，胎児心エコーが胎児心ブロックの診断に有用か

前回のガイドラインで採用された論文[13~18]に加え 1 本の論文[5]を追加したが，追加で有用なデータは得られず，1 本のコホート研究[17]でのみ PR 間隔延長が有意であった．その他の研究においては明らかな有用性が支持されなかった D．

以上より，既に胎児心ブロックを発症した抗 SS-A/Ro 抗体陽性母体に対する治療，抗 SS-A/Ro 抗体陽性母体に対する予防的治療のいずれにおいても明確なエビデンスは存在しなかった．また，胎児心ブロックのスクリーニングにおいても比較群の設定されたコホート研究において一定の結論は得られなかった．

引用文献リスト

採用論文

1）Tsuboi H, Sumida T, Noma H, et al.：Maternal predictive factors for fetal congenital heart block in pregnant mothers positive for anti-SS-A antibodies. Mod Rheumatol 2016；26：569-575.

2) Krishnan A, Arya B, Moak JP, et al. : Outcomes of fetal echocardiographic surveillance in anti-SSA exposed fetuses at a large fetal cardiology center. Prenat Diagn 2014 ; 34 : 1207-1212.

3) Izmirly PM, Costedoat-Chalumeau N, Pisoni CN, et al. : Maternal use of hydroxychloroquine is associated with a reduced risk of recurrent anti-SSA/Ro-antibody-associated cardiac manifestations of neonatal lupus. Circulation 2012 ; 126 : 76-82.

4) Eliasson H, Sonesson S-E, Sharland G, et al. : Isolated atrioventricular block in the fetus : a retrospective, multinational, multicenter study of 175 patients. Ciruculation 2011 ; 124 : 1919-1926.

5) Jaeggi ET, Silverman ED, Laskin C, et al. : Prolongation of the atrioventricular conduction in fetuses exposed to maternal anti-Ro/SSA and anti-La/SSB antibodies did not predict progressive heart block. A prospective observational study on the effects of maternal antibodies on 165 fetuses. J Am Coll Cardiol 2011 ; 57 : 1487-1492.

6) Pisoni CN, Brucato A, Ruffatti A, et al. : Failure of intravenous immunoglobulin to prevent congenital heart block : Findings of a multicenter, prospective, observational study. Arthritis Rheum 2010 ; 62 : 1147-1152.

7) Friedman DM, Kim MY, Copel JA, et al. : Prospective evaluation of fetuses with autoimmune-associated congenital heart block followed in the PR Interval and Dexamethasone Evaluation (PRIDE) Study. Am J Cardiol 2009 ; 103 : 1102-1106.

8) Friedman DM, Kim MY, Copel JA, et al. : Utility of cardiac monitoring in fetuses at risk for congenital heart block : the PR Interval and Dexamethasone Evaluation (PRIDE) prospective study. Circulation 2008 ; 117 : 485-493.

9) Costedoat-Chalumeau N, Amoura Z, Lupoglazoff J-M, et al. : Outcome of pregnancies in patients with anti-SSA/Ro antibodies : a study of 165 pregnancies, with special focus on electrocardiographic variations in the children and comparison with a control group. Arthritis Rheum 2004 ; 50 : 3187-3194.

10) van Bergen AH, Cuneo BF, Davis N, et al. : Prospective echocardiographic evaluation of atrioventricular conduction in fetuses with maternal Sjögren's antibodies. Am J Obstet Gynecol 2004 ; 191 : 1014-1018.

11) Jaeggi ET, Jean-Claude Fouron J-C, Silverman ED, et al. : Transplacental fetal treatment improves the outcome of prenatally diagnosed complete atrioventricular block without structural heart disease. Circulation 2004 ; 110 : 1542-1548.

12) Costedoat-Chalumeau N, Amoura Z, Le Thi Hong D, et al. : Questions about dexamethasone use for the prevention of anti-SSA related congenital heart block. Ann Rheum Dis 2003 ; 62 : 1010-1012.

13) Gladman G, Silverman ED, Yuk-Law, et al. : Fetal echocardiographic screening of pregnancies of mothers with anti-Ro and/or anti-La antibodies. Am J Perinatol 2002 ; 19 : 73-80.

14) Shinohara K, Miyagawa S, Fujita T, et al. : Neonatal lupus erythematosus : results of maternal corticosteroid therapy. Obstet Gynecol 1999 ; 93 : 952-957.

15) Gleicher N, Elkayam U. Preventing congenital neonatal heart block in offspring of mothers with anti-SSA/Ro and SSB/La antibodies : a review of published literature and registered clinical trials. Autoimmun Rev 2013 ; 12 : 1039-1045.

16) Brito-Zerón P, Pasoto SG, Robles-Marhuenda A, et al. : Autoimmune congenital heart block and primary Sjögren's syndrome : characterisation and outcomes of 49 cases. Clin Exp Rheumatol 2020 ; 38 (Suppl 126) : 95-102.

17) Ballester C, Grobost V, Roblot P, et al. : Pregnancy and primary Sjögren's syndrome : management and outcomes in a multicentre retrospective study of 54 pregnancies. Scand J Rheumatol 2017 ; 46 : 56-63.

18) Skog A, Lagnefeldt L, Conner P, et al. : Outcome in 212 anti-Ro/SSA-positive pregnancies and population-based incidence of congenital heart block. Acta Obstetricia et Gynecologica Scandinavica 2016 ; 95 : 98-105.

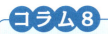

抗SS-A/Ro抗体陽性女性から出生する児における新生児ループスの各病変の生じる頻度や生じやすい時期は？

　新生児ループス（neonatal lupus erythematosus：NLE）児の出産既往のない抗SS-A/Ro抗体陽性女性から出生する児において，NLEの各病変の発生頻度は，先天性心ブロック（congenital heart block：CHB）：1〜2％，皮膚病変：10〜20％，血球減少：20〜27％，肝機能障害：26〜30％とされる[1〜3]．

　しかし，前児がNLE（主に皮膚病変）を発症した場合，次子の約25％でNLE（主に皮膚病変）を，10〜15％でCHBを発症するとされる[2,4,5]．NLE児出産の既往のない抗SS-A/Ro抗体陽性女性から出生する児における頻度と比べ明らかに高率である．また，前児が皮膚病変のみのNLEであったとしても，次子のCHBを発症するリスクが著明に上昇する．前児がCHBを発症した場合，次子におけるCHBの再発率は12〜20％で，CHBの既往がない場合と比べ8〜9倍リスクが高いとされる[1]．

　2013年3月に発行された厚生労働科学研究費補助金成育疾患克服等次世代育成基盤研究事業「自己抗体陽性女性の妊娠管理指針の作成及び新生児ループスの発症リスクの軽減に関する研究」研究班による「抗SS-A抗体陽性女性の妊娠に関する診療の手引き」では，胎児にCHBが現れる時期は主に妊娠18〜24週とされている[6]．

　2015年のシステマティックレビュー（SR）では，CHBは完全（3度）房室ブロックが80％以上を占め，診断時期は20〜24週が半数以上（54％）であった[7]．皮膚病変は出生時に認めることもあるが（20％），より多いのは生後2〜3か月である（80％）[8]．血球減少は出生時（13％）より生後1〜2か月（50％）で最も多く，肝機能障害は血球減少と異なり新生児（84％）で最も多くみられる[2]．

文献

1) Tsuboi H, Sumida T, Noma H, et al.：Maternal predictive factors for fetal congenital heart block in pregnant mothers positive for anti-SS-A antibodies. Mod Rheumatol 2016；26：569-575.
2) Cimaz R, Spence DL, Hornberger L, et al.：Incidence and spectrum of neonatal lupus erythematosus：a prospective study of infants born to mothers with anti-Ro autoantibodies. J Pediatr 2003；142：678-683.
3) Sammaritano LR, Bermas BL, Chakravarty EE, et al.：2020 American college of rheumatology guideline for the management of reproductive health in rheumatic and musculoskeletal diseases. Arthritis Rheumatol 2020；72：529-556.
4) McCune AB, Weston WL, Lee LA：Maternal and fetal outcome in neonatal lupus erythematosus. Ann Intern Med 1987；106：518-523.
5) Izmirly PM, Llanos C, Lee LA, et al.：Cutaneous manifestations of neonatal lupus and risk of subsequent congenital heart block. Arthritis Rheum 2010；62：1153-1157.
6) 厚生労働科学研究費補助金成育疾患克服等次世代育成基盤研究事業「自己抗体陽性女性の妊娠管理指針の作成及び新生児ループスの発症リスクの軽減に関する研究」研究班，編：抗SS-A抗体陽性女性の妊娠に関する診療の手引き．2013年3月．
https://www.ncchd.go.jp/hospital/about/section/perinatal/bosei/699ba3ce063e73aa36e1461f8196a7bada02fca6.pdf
〔2025年1月30日アクセス〕
7) Brito-Zerón P, Izmirly PM, Ramos-Casals M, et al.：The clinical spectrum of autoimmune congenital heart block. Nat Rev Rheumatol 2015；11：301-312.
8) Oliveira FR, Valim V, Pasoto SG, et al.：2021 recommendations of the Brazilian Society of Rheumatology for the gynecological and obstetric care of patients with Sjogren's syndrome. Adv Rheumatol. 2021；61：54.

〈東　直人〉

コラム9

重症度分類で軽症になる患者さんでも軽症高額で医療費助成の対象となりうること

　難病の患者に対する医療等に関する法律（平成二十六年法律第五十号），いわゆる「難病法」は持続可能な社会保障制度の確立を図ることを目的に，原則として，①指定難病と診断され，②重症度分類等に照らして病状の程度が一定程度以上の患者を助成対象者と定めている．

　告知番号53の指定難病シェーグレン症候群（Sjögren's syndrome：SS）は，厚生労働省の改訂診断基準（1999年）を満たし，かつ重症のものを医療費助成の対象としている．重症度分類はSSの疾患活動性指標であるESSDAI（European League Against Rheumatism Sjögren's syndrome Disease Activity Index）[1]に準じた評価法を用い，5点以上を重症とする[2]．

　ただし，軽症であっても，高額な医療を継続することが必要な人（医療費総額が33,330円を超える月が支給認定申請月以前の12月以内に3回以上ある場合）は医療費助成の対象となる．

　医療費助成の範囲は，指定難病およびその指定難病に付随して発生する傷病に関する医療となっているが，疾病や個々の患者の病状により，診断や治療の範囲は様々であることから，医師がそのように判断をした場合には基本的に医師の判断が尊重される．ただし，指定難病の医療費の給付を受けることができるのは，原則として都道府県・指定都市から指定された医療機関（病院・診療所，薬局，訪問看護ステーション）で行われた医療・介護に限られる．

📖 文献

1）Seror R, Ravaud P, Bowman SJ, et al.：EULAR Sjögren's Task Force. EULAR Sjögren's syndrome disease activity index：development of a consensus systemic disease activity index for primary Sjögren's syndrome. Ann Rheum Dis 2010；69：1103-1109.
2）難病情報センター http://www.nanbyou.or.jp/〔2025年1月30日アクセス〕

（西山　進）

第4章

シェーグレン白書 2020
による患者の実態と声

1 シェーグレン白書2020による患者の実態と声

1-1　調査の目的と方法

　近年，診療ガイドラインに限らず，患者・市民グループの意見をガイドラインや書籍の内容に反映させることが国際的な流れとなっている．日本医療研究開発機構（Japan Agency for Medical Research and Development：AMED）の患者・市民参画（Patient and Public Involvement）ガイドブック[1]においても，2000年代に入り患者参画の取り組みが強化され，欧州医薬品庁（European Medicines Agency：EMA）や米国食品医薬品局（Unites States Food and Drug Administration：FDA）と患者・市民連携による情報交換が進んでいることが記載されている．

　これらの現状を踏まえ，本書においても，「日本シェーグレン白書2020」[2]をベースとして，その内容を取り上げ，本ガイドラインの重要課題として提案することを目的とした．

　実態調査方法は，2019年11月に日本シェーグレン患者会の会員に対して510部のアンケート送付を行い，276部（54%）の回収を得た．そのうえで，主治医への希望・医療満足度，治療薬・治験，発症時期，日常・学生生活・職業への影響，医師・社会への要望等についてアンケート結果をまとめた．さらに，SS診断前の状況についても調査を行った．最後に自由記載欄を設け275の声が寄せられた．

1-2　回答者の基本情報

　アンケートは全国へ送付したが，会員数0人の8県から会員数72人の東京都と，関東地区に多い傾向があった．アンケートを回収ができた276部（54%）のうち，SSの診断が得られている回答者は262人（96.7%）であり，220人（81.8%）が医療機関でSSの治療を受けていた．

1-3　診療内容や治療薬選択について

　通院のみが242人（90.0%）であり，診断に際して施行した検査では，血液検査，シルマーテスト，ガムテストが多いのに対して，唾液腺造影，涙腺生検，唾液腺エコー施行率が低かった．通院について，1〜3時間通院にかかる患者が83人（31.4%）みられ，1回の診察時間は3〜10分が164人（62.3%）であったが3分未満が37人（14.1%）であった．主治医に自分の病気を質問できない患者が40人（15.0%）いて，質問すると主治医が怒るという意見も8人みられた（図1）．現在受けている医療に満足と答えた患者は105人（39.6%）（図2）と少なく，主治医へは他科医師との連携やシェーグレンのことをもっと理解してほしい（N=64）という意見があった．問題点として，①腺・腺外症状に対して有効な免疫抑制療法がない，あるいは②選択肢が少ないことによる医師側の無理解や諦念感に基づく患者との関係性の悪化が挙げられた．

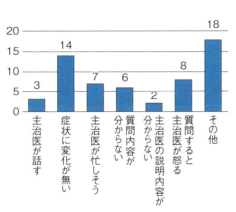

図1 アンケート結果①
主治医について（複数回答可）

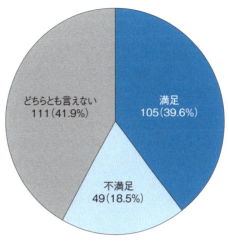

図2 アンケート結果②
現在受けている医療に満足していますか？

1-4 病状・病態解明や新薬治療開発への要望

「何が不安ですか？（複数回答可）」という質問については，病状の悪化進行（160件）と日常動作の低下（132件）と多く，高齢社会を反映して老後との答えが115件あった（図3）．その次に薬の副作用が91件と続いた．

「現在つらいことは何ですか？（複数回答可）」という質問については，治らない（194件）が最も多く，次いで痛み（97件），周囲の無理解（52件）であった（図4）．また，冠婚葬祭，近所づきあいが困難（23件）や家族の無理解（20件）など社会生活の困難さについての回答もあった．問題点として，①SSの病態解明が総合的に進んでいないこと，および②原因に基づく治療法が確立されていないことが挙がった．

治療への希望内容としては，口腔・眼乾燥がなくなること（225件・186件）に加えて，倦怠感が取れること（122件）や疼痛に関する訴え（162件）が多かった（図5）．医師への要望については，原因の解明と治療薬の開発が327件と突出して多かった（図6）．このなかには安全で効果のある薬の開発という要望173件が含まれた．さらにシェーグレン症候群を診療する専門センターの設立を要望する声も78件みられ，近くの専門医を受診できる環境についての要望も48件あった．また心のケアについての要望も56件みられた．問題点として，①病態解明が十分に進んでいない，②シェーグレン専門のセンターがない，③SSの専門医検索が難しい，④有効な治療薬（分子標的薬には限らず）の開発への希望が非常に高いことがアンケートから要望として挙がった．

1-5 日常生活や職業選択の制限，社会への要望について

「日常生活への影響」については，生活が不便（139件）という回答が最多で，家事ができない（68件），経済的に苦しくなった（40件）と続いた（図7）．家族へ気兼ねしたり，関係が悪化した（34件）という回答もあった．「職業生活」については，仕事を続けているが身体症状でつらい（60件）と仕事を続けているが精神症状でつらい（16例）が大半を占め，休業・退職・廃業に至った回答も38件あり，楽な仕事へ変更した（18例）と職業への影響も看過できない結果であった．

問題点として，SSの診断や治療が日常生活や職業選択など社会活動にどのような影響を及ぼしてい

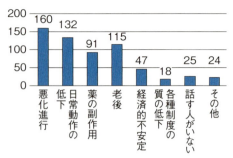

図3 アンケート結果③
何が不安ですか？（複数回答可）

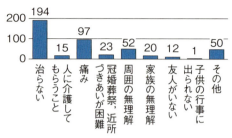

図4 アンケート結果④
現在つらいことは何ですか？（複数回答可）

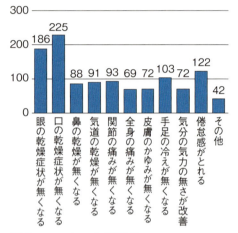

図5 アンケート結果⑤
治療に一番期待することは何ですか？（複数回答可）

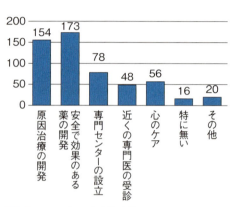

図6 アンケート結果⑥
医師への要望がありますか？

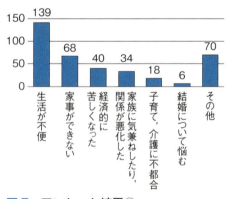

図7 アンケート結果⑦
日常生活に影響を受けた内容を教えてください（複数回答可）

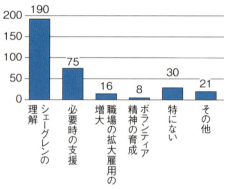

図8 アンケート結果⑧
社会への要望がありますか？

るかの議論はされていないことが明らかとなった．「社会への要望がありますか？」という質問に対しては，シェーグレンの理解（190件）と特に多かった（図8）．必要時の支援を挙げた回答も75件あった．これに対して特にないという回答は30件であった．多くの患者が感じていることは，乾燥感や倦怠感が強くても外見上の異常が目立たないことから，職場での理解が得られにくいというシェーグレン特有の問題がある点であった．

表 1 初心から診断までについて

質問	年齢
症状が出てはじめて病院を受診した平均年齢	50.6 歳
シェーグレン症候群が診断された平均年齢	54.1 歳
初診からシェーグレン症候群と診断されるまでの平均年月	3 年 6 か月
おそらくシェーグレン症候群の症状が出はじめた平均年齢	43.2 歳
おそらくシェーグレン症候群の症状が出はじめてから診断に至るまでの平均年月	10 年 6 か月
シェーグレン症候群が診断されてから現在までの期間の平均	11.6 年

1-6 初診から診断までの期間について

「日本シェーグレン白書 2020」の大きな特徴として,「シェーグレン症候群診療ガイドライン 2017 年版」(以降,ガイドライン 2017 年版)には記載されていない初診から診断までの期間についても言及がある.まず,症状出現から診断まで 10 年程度を要している点はガイドライン 2017 年版には記載がない.症状が出て初めて病院を受診した平均年齢は 50.6 歳であり,診断までの平均年月が 3 年 6 か月要していることも重要である(表 1).このように,症状出現から診断までに時間がかかっていることはガイドライン 2017 年版の内容からは読み取れない.

1-7 考察

診療内容・診療時間や治療薬について,現在,腺・腺外症状に対して有効な免疫抑制療法やそのエビデンスがない,あるいは治療選択肢が少ないことによる医師側の無理解や短時間診療・説明不足に基づく患者の医療への満足度の低さが挙がった.また,複数臓器に障害のでる SS において,他科連携が十分ではないといった要望が目立つ結果となった.現在の治療薬はエビデンスレベルが高くない薬剤も含まれるが,これらを組み合わせて治療を行う工夫が必要と考えられた[3].

病状・病態解明や新薬治療開発への要望については,病状の悪化進行や治らないという懸念が大きい.乾燥症状のみが注目されがちであるが,客観的指標に乏しい倦怠感の訴えが多いことは注目すべきと思われる.さらに,新薬の開発やセンター化も含めた専門施設の設立や近くで専門医にかかりたいという意見もあり,SS 患者が適切な受診先探しに困っている現状も明らかとなった.新薬については分子標的薬に限定されておらず,倦怠感や疼痛を緩和する薬剤治療への希望が強いと考察された.

ガイドライン 2017 年版に記載されている口腔・眼症状,腺外症状ごとの治療に加えて,同一患者がもつ複数の臓器障害を考慮した横断的な治療対策も患者満足度の改善につながる可能性がある.また,これまでは議論が困難であった分子標的薬の日本人 SS 患者への適用や腺破壊が進んだ患者に対する再生医療の可能性を活発化する必要もあると思われる.専門センターについてはリウマチ専門医のなかでシェーグレン症候群を特に専門とする医師が限られているため,今後リウマチ性疾患全般を診つつ,SS に特化した診療のできる医師の育成が必要と考えられる.

そのうえで各都道府県(難しい場合は各地方ごと)に 1 つ程度の SS 拠点病院が必要となると予測される.その理由としては,現在 6.8 万人の患者数が確認されているが,未受診の患者が潜在的に数倍はいるものと考えられるためであり,各地方に 1 つの拠点病院のみでよいかは議論が必要である.

新薬の開発については 2024 年 9 月現在で 4 薬剤 5 治験が進行中であり,このような情報を患者向け

に発信することは，根本治療に向かう新規薬剤の具体的な将来構想を考えるうえで明るい材料となりうる．

日常生活や職業制限など社会生活についての問題点は患者白書ならではの着眼点である．家事ができないことや休業，就職への影響がある点は，ガイドライン2017年版の内容からは汲み取ることができず，疾患の社会生活への影響が重視されてきた現在においては，医療者側が避けて通れない問題であることを認識させられる．

また疾患名も含めて，SSの理解は不十分という意見が多くみられた．SSが生活環境や職業選択にどのような影響を与えるかについては，公衆衛生学的な視点を取り入れた継続的なモニタリングが必要であり，これらを妨げないようにQOLを保つための治療法の選択も重要となる．具体的には腺症状だけでなく，関節痛や末梢神経症状などの臓器障害を緩和し，倦怠感のコントロールを行うことにより健常人と同じような職業選択ができるような社会づくりが必要である．これらを実現するためには，要件を満たさず難病指定を受けていない患者においても社会的支援を受けられるような行政の取り組みや，一般市民向けの啓発活動が望まれる．関節リウマチなどと異なり，一般社会での認識が遅れている疾患と考えられるため，ウエブ講演会や各地域ごとでの広報活動も今後取り入れることが必要である．

最後の項目として症状出現あるいは初診から診断まで長期間を要していることが大きな問題である．特に初診から診断まで3年6か月も要している点は，患者の不安や疾患による腺・腺外症状の遷延につながるため，SSの早期発見のための医療者側への啓発活動も必要と考えられる．実際には，若年発症である場合や眼症状のみの場合や初診科によっても診断が遅れていることも判明している[4]．若年の場合は腺症状が前景に立たない点はSS診断において留意する点であり，旧厚生省に沿ったSS診断が可能な施設への紹介が行えるシステム作りが必要と考える．

📖 文献

1) 国立研究開発法人日本医療研究開発機構：患者・市民参画（PPI）ガイドブック：患者と研究者の協働を目指す第一歩として．2019．https://www.amed.go.jp/content/000055212.pdf〔2024年12月アクセス〕
2) 日本シェーグレン症候群患者の会（編）：日本シェーグレン白書2020—シェーグレン症候群患者の実態．シェーグレン症候群患者会員の横顔調査報告書．NPO法人シェーグレンの会，2020.
3) Komori K, Komori M, Horino T, et al.：Influence of doctor-patient relationships and health-related factors on the medical satisfaction of patients with Sjögren's disease. Clin Exp Rheumatol 2024；42：2378-2386.
4) Komori K, Komori M, Horino T, et al.：Factors associated with delayed diagnosis of Sjögren's syndrome among members of the Japanese Sjögren's Association for Patients. Clin Exp Rheumatol 2021；39 Suppl 133：146-152.

（中村英樹）

第5章

公開後の取り組み

1 公開後の取り組み

1-1 公開後の組織体制

組織名称	公開後の対応
診療ガイドライン統括委員会	未定
診療ガイドライン作成グループ	未定
システマティックレビューチーム	未定

1-2 導入

要約版の作成

要約版の作成は未定.

多様な情報媒体の活用

印刷版として発行する.

診療ガイドライン活用の促進要因と阻害要因

日本リウマチ学会，関連学会（日本シェーグレン症候群学会，日本口腔科学会，日本眼科学会，日本小児リウマチ学会，日本耳鼻咽喉科頭頸部外科学会，日本口腔外科学会）を通じて，日常診療への導入と活用促進を図る.

1-3 普及・活用・効果の評価

評価方法	具体的方針
日本リウマチ学会，関連学会（日本シェーグレン症候群学会，日本口腔科学会，日本眼科学会，日本小児リウマチ学会，日本耳鼻咽喉科頭頸部外科学会，日本口腔外科学会）での使用状況の調査	アンケート調査など

1-4 改訂

項目	方針
実施時期	未定
実施方法	未定
実施体制	未定

索　引

和文索引

あ行

アクアムーカス® ……………………… 79
悪性リンパ腫 ………………… 63, 65, 67
アザチオプリン …………………… 97, 113
アシドーシス ……………………………… 48
アバタセプト ………… 101, 102, 105, 106
アメリカリウマチ学会 …………………… 10
安静時唾液分泌量 ……………………… 20
イエローフィルター …………………… 26
イグラチモド ……………………… 96, 97
一次性シェーグレン症候群（SS）
　………………… 9, 27, 32, 34, 36, 41, 65
　─分類基準 ……………………… 10
医療費助成 …………………………… 124
インフリキシマブ
　………………… 101, 103, 105, 106, 116
疫学的特徴 ……………………………… 13
エコーガイド下大唾液腺コアニードル生
　検 …………………………………… 20, 21
エタネルセプト ………… 101, 103, 116
エボザック® …………………………… 77
黄耆建中湯 …………………………… 118
オクタロニー法 ………………………… 46
オーラルバランス® ……………………… 79

か行

角結膜上皮障害 ………………… 85, 90
角結膜染色試験 ………………………… 75
画像検査 ……………………………… 49, 53
合併（症） ………………… 63, 65, 67
ガムテスト ……………………… 20, 21
眼・口腔乾燥症状 ……………………… 92
肝炎 ……………………………… 71, 72
眼科検査 ……………………… 24, 26
眼科治療 ……………………………… 88
眼乾燥症状 …………………………… 85
肝機能異常 …………………………… 48
眼脂 ……………………………………… 88
間質性腎炎 …………………………… 31
間質性肺疾患 ………………… 37, 63
環状紅斑 ……………………………… 29
関節炎 …………………………………… 72
間接蛍光抗体法 ………………………… 46

関節症状 ………………………… 71, 72
関節痛 …………………………………… 72
関節病変 ……………………… 40, 98
感染症の増加 …………………………… 97
乾燥自覚症状 ………………………… 96
　─の改善 …………………………… 97
乾燥症状 ……………………… 42, 69
乾燥所見 ……………………………… 69
眼軟膏 ………………………………… 88
漢方薬 …………………………… 78, 118
気道粘液潤滑薬 ……………………… 118
気道病変 ……………………………… 37
急性耳下腺炎 ………………………… 83
クリオグロブリン血症 ………… 34, 67
グルココルチコイド
　……… 82, 83, 92, 94, 113, 116, 120, 121
　─の全身投与 ………… 92, 94, 110
経口疾患修飾性抗リウマチ薬 ……… 102
血液検査 ……………………… 47, 73
血液腫瘍疾患 ………………………… 63
血球減少 ……………………………… 47
顕在型 SS ……………………………… 9
倦怠感 ………………………… 71, 72
原発性胆汁性胆管炎 …………………… 63
抗 BAFF 受容体モノクローナル抗体
　……………………………………… 108
抗 CCP 抗体 …………………………… 40
抗 M3R 抗体 …………………………… 42
抗 M3 ムスカリン作働性アセチルコリン
　受容体抗体 …………………………… 42
抗 Ro52 抗体 …………………………… 43
抗 Ro60 抗体 …………………………… 43
抗 SS-A/Ro 抗体
　………… 42, 46, 67, 73, 120, 123, 121
抗 SS-B/La 抗体 ………… 42, 46, 73
抗核抗体 ……………… 42, 46, 73
抗環状シトルリン化ペプチド抗体
　……………………………… 40, 42
抗菌薬 ………………………………… 82
口腔カンジダ ………………………… 83
口腔乾燥症状 ………………………… 77
口腔検査 ……………………………… 20
口腔治療 ……………………………… 81
口腔保湿剤 …………………………… 79

口腔リンス法 ………………………… 81
甲状腺機能異常 ……………………… 48
口唇小唾液腺生検 …………………… 75
口唇生検 ……………………………… 23
　─グレード …………………………… 44
口唇腺所見 …………………………… 21
口唇腺生検 ……………………… 20, 21
抗セントロメア抗体 ………… 9, 42, 46
呼吸機能検査所見 …………………… 37

さ行

採血検査 ……………………………… 31
再発性唾液腺腫脹 …………………… 82
サクソンテスト ………………… 20, 21
サラジェン® …………………………… 77
サリグレン® …………………………… 77
サリベート® …………………………… 79
シェーグレン症候群 ……………………… 8
　─の厚労省改訂診断基準 ………… 10
シェーグレン白書 2020 …………… 126
自覚症状 ……………………………… 85
耳下腺シアログラフィ ………………… 75
耳下腺腫脹 …………………………… 110
耳下腺生検 …………………………… 20
耳下腺洗浄療法 ………………… 82, 83
耳下腺部分生検 ……………………… 20
糸球体腎炎 …………………………… 31
ジクアホソル点眼（液） ……… 85, 86, 88
軸索性感覚運動多発ニューロパチー … 33
シクロスポリン ………………… 97, 98
シクロホスファミド ………… 98, 113
自己抗体 ……………………………… 42
　─の測定方法 …………………… 46
システマティックレビューに関する事項
　……………………………………… 16
疾患活動性評価 ……………………… 11
指定難病 ……………………………… 124
紫斑 …………………………………… 67
重症度分類 …………………………… 124
純粋感覚性ニューロパチー …………… 33
消化管症状 …………………………… 71
小唾液腺生検 ………………………… 42
小児患者
　……… 69, 71, 73, 75, 110, 113, 116, 118

133

少量多分割投与法 ·················· 81
職業選択の制限 ··················· 127
女性患者 ························· 120
シルマーテスト ··········· 24, 26, 69, 75
　―Ⅰ法 ······················· 90
新規治療戦略 ···················· 108
心血管系合併症 ··················· 63
神経症状 ······················ 71, 72
人工唾液 ······················ 78, 79
人工涙液 ························· 90
侵襲性 ·························· 50
腎生検 ·························· 31
新生児ループス ·················· 123
診断 ···························· 42
診断基準 ························· 10
腎病変 ···················· 31, 72, 94, 98
診療の全体的な流れ ················ 14
スクリーニング検査 ················ 67
ステップアップ法 ·················· 81
生物学的製剤 ············· 101, 105, 116
舌外観 ·························· 78
節外性辺縁帯リンパ腫 ··············· 65
セビメリン ····················· 77, 81
腺外型 ··························· 9
腺外病変 ········ 27, 48, 71, 94, 98, 105, 110,
　　　　　　　　　　　　　　113, 116, 118
腺型 ···························· 9
潜在型 SS ························ 9
全身性エリテマトーデス ·············· 48
腺病変 ······ 49, 61, 69, 75, 92, 96, 101, 110,
　　　　　　　　　　　　　　113, 116, 118
臓器特異的病変 ··················· 12

た行

胎児心エコー ···················· 121
胎児心電図 ······················ 121
胎児心ブロック ·················· 120, 121
唾液腺 MRI 検査 ··········· 49, 53, 57, 75
唾液腺エコー検査 ··········· 49, 53, 54, 75
唾液腺幹細胞 ···················· 108
唾液腺機能再生 ··················· 108
唾液腺腫脹 ····················· 67, 83
唾液腺シンチグラフィ検査 ······ 49, 59, 75
唾液腺生検 ······················ 20
唾液腺洗浄 ······················ 83
唾液腺造影検査 ··········· 49, 61, 75
唾液分泌の改善 ··················· 97
唾液分泌量 ··············· 77, 78, 96
　―測定 ······················· 20
高γグロブリン血症 ·············· 47, 73

多発性骨髄腫 ···················· 63
多発性神経障害 ··················· 33
多発性単神経炎 ··················· 33
単クローン性高γグロブリン血症 ····· 67
中枢神経障害 ···················· 35
中枢神経病変 ··················· 94, 98
低補体血症 ······················ 67
点眼の工夫 ······················ 88
点眼の順番 ······················ 88
凍瘡 ···························· 29
吐唾法 ·························· 20
ドライアイ ·············· 26, 42, 69, 85
　―の定義 ······················ 26
　―の涙液量 ····················· 90
ドライマウス ·············· 21, 42, 69, 81

な行

難病の患者に対する医療等に関する法律
　（難病法） ···················· 124
二次性 SS ························· 9
二次濾胞構造 ···················· 23
日常生活 ························· 127
日光過敏 ························· 29
日本医療研究開発機構 ·············· 126
尿検査 ·························· 31
尿細管性アシドーシス ············ 31, 71
妊娠出産管理 ···················· 120
妊娠中 ························· 121
認知症 ·························· 35
粘膜関連リンパ組織 ················ 8
脳症 ···························· 35
脳神経障害 ······················ 33
脳白質・脊髄病変 ················· 35

は行

肺動脈性肺高血圧症 ············· 39, 63
肺病変 ················· 37, 71, 72, 94, 98
麦門冬湯 ························· 78
白血球減少 ······················ 48
発熱 ························· 71, 72
反復性耳下腺炎 ··················· 118
反復性耳下腺腫脹 ·················· 69
ヒアルロン酸点眼（液）········· 85, 86, 88
皮疹 ························· 71, 72
非侵襲的な検査 ··················· 49
非特異性間質性肺炎 ················ 37
ヒドロキシクロロキン ·········· 113, 121
非びらん性関節炎 ·················· 43
皮膚乾燥 ························· 29
皮膚血管炎 ······················ 29

皮膚病変 ······················ 29, 94
病態生理 ·························· 8
ピロカルピン ················· 77, 78, 81
副腎皮質グルココルチコイド ······· 82, 83
ブルーフリーフィルター ············· 26
フルオレセイン染色 ············· 24, 26
分類基準 ························· 10
併用療法 ························ 116
ベリムマブ ············· 101, 103, 105, 106
補中益気湯 ······················ 78

ま行

末梢気道病変 ···················· 37
末梢神経障害 ···················· 33
ミコフェノール酸（モフェチル）
　······························ 98, 114
ミゾリビン ·············· 96, 97, 113, 114
ムーカス® ························ 79
無菌性髄膜炎 ···················· 35
ムスカリンレセプター刺激薬 ······ 81, 118
ムンプス ························· 69
メトトレキサート ··············· 96, 97
免疫グロブリン静注療法 ············ 121
免疫グロブリン大量療法 ············ 120
免疫抑制薬 ·············· 96, 98, 113

や行

ヨーロッパリウマチ学会 ············· 10
予後 ························· 27, 63

ら行

リウマトイド因子 ············ 42, 46, 73
罹患関節数 ······················ 40
リサミングリーン染色 ··············· 24
リツキシマブ ········ 101, 102, 105, 106, 116
臨床分類 ·························· 9
リンパ上皮性病変 ·················· 23
リンパ節腫脹 ··················· 71, 72
涙液クリアランステスト ············· 26
涙液層破壊時間 ··················· 90
涙液分泌の改善 ··················· 97
涙液分泌量 ··················· 85, 96
涙液量の評価 ···················· 26
涙腺層破壊時間 ··················· 24
涙点プラグ ······················ 90
レイノー現象 ··················· 71, 72
レバミピド点眼（液）········· 85, 86, 88
ローズベンガル染色 ················ 24

欧文索引

A〜D

ABT ·················· *101, 102, 106*
ACA ·························· *42*
Alzheimer 病 ·················· *35*
American College of Rheumatology–
　European League Against Rheumatism
　（ACR–EULAR）classification criteria for
　primary SS ···················· *10*
antinuclear antibody（ANA）·········· *42*
BLM ············· *101, 103, 105, 106*
breakup time（BUT）··········· *24, 90*
CLEIA 法 ······················ *46*
clinical SS ······················ *9*
cyclic cityullinated peptide（CCP）··· *40, 42*
dazodalibep ···················· *109*
deucravacitinib ·················· *109*
discrete speckled パターン ·········· *46*
disease–modifying anti–rheumatic drug
　（DMARDs）···················· *102*

E〜J

ESSDAI（EULAR Sjögren's Syndrome
　Disease Activity Index）···· *11, 12, 98, 106*
ESSPRI（EULAR Sjögren's Syndrome
　Patient Reported Index）··········· *11, 13*
ETN ··············· *101, 103, 116*

EULAR–SS Task Force recommendation
　·························· *37*
extra–glandular form ··············· *9*
FEIA 法 ························ *46*
GC ····················· *113, 120*
glandular form ··················· *9*
glomerular nephritis（GN）·········· *31*
HRCT（high–resolution CT）········· *37, 38*
ianalumab ···················· *108*
IFX ·············· *101, 103, 106, 116*
interstitial lung disease（ILD）········· *37*
intravenous immunoglobulin（IVIG）···· *121*
Japan Agency for Medical Research and
　Development（AMED）··········· *126*

L〜P

lymphoagressive disorder ············ *9*
lymphoepithelial lesion（LEL）········· *23*
minor salivary gland biopsy（MSGB）····· *42*
　—リンパ球浸潤度 ··············· *44*
mucosa–associated lymphoid tissue（MALT）
　リンパ腫 ···················· *65*
MR シアログラフィ ············· *50, 53*
mucosa–associated lymphoid tissue（MALT）
　·························· *8*
neonatal lupus erythematosus（NLE）··· *123*
non–antibody biological antagonist of
　CD40L ······················ *109*

R〜T

nonspecific interstitial pneumonia（NSIP）
　························· *37, 38*
Parkinson 病 ··················· *35*
primary Sjögren's syndrome（pSS）
　············· *27, 32, 34, 36, 41, 65*
pSS–ILD 患者 ··················· *38*
pulmonary arterial hypertension（PAH）
　·························· *39*

renal tubular acidosis（RTA）········· *31*
Revised Japanese Ministry of Health criteria
　for the diagnosis of SS ············ *10*
rheumatoid factor（RF）··········· *42, 46*
Ro52 抗原 ······················ *46*
Ro60 抗原 ······················ *46*
RTX ·············· *101, 102, 105, 106*
Shirmer test ···················· *24*
Sjögren's syndrome（SS）············ *8*
　—の厚労省改訂診断基準 ··········· *10*
subclinical SS ···················· *9*
systemic lupus erythematosus（SLE）····· *48*
TCZ ························ *105*
TNF 阻害薬 ···················· *105*
tubulointerstitial nephritis（TIN）········· *31*
Tyk2 阻害薬 ···················· *109*

- **JCOPY** 〈出版者著作権管理機構 委託出版物〉
  本書の無断複写は著作権法上での例外を除き禁じられています．
  複写される場合は，そのつど事前に，出版者著作権管理機構
  （電話 03-5244-5088，FAX03-5244-5089，e-mail：info@jcopy.or.jp）
  の許諾を得てください．
- 本書を無断で複製（複写・スキャン・デジタルデータ化を含みます）する行為は，著作権法上での限られた例外（「私的使用のための複製」など）を除き禁じられています．大学・病院・企業などにおいて内部的に業務上使用する目的で上記行為を行うことも，私的使用には該当せず違法です．また，私的使用のためであっても，代行業者等の第三者に依頼して上記行為を行うことは違法です．

日本リウマチ学会 シェーグレン症候群診療ガイドライン 2025 年版

ISBN978-4-7878-2732-6

2025 年 5 月 1 日　初版第 1 刷発行

シェーグレン症候群診療ガイドライン 2017 年版
2017 年 4 月 28 日　初版第 1 刷発行

編　　　集	一般社団法人 日本リウマチ学会
発 行 者	藤実正太
発 行 所	株式会社 診断と治療社
	〒 100-0014　東京都千代田区永田町 2-14-2　山王グランドビル 4 階
	TEL：03-3580-2750（編集）　03-3580-2770（営業）
	FAX：03-3580-2776
	E-mail：hen@shindan.co.jp（編集）
	eigyobu@shindan.co.jp（営業）
	URL：https://www.shindan.co.jp/
印刷・製本	三報社印刷 株式会社

© 一般社団法人 日本リウマチ学会, 2025. Printed in Japan.　　　　　　　　　　［検印省略］
乱丁・落丁の場合はお取り替えいたします．